Horst Benesch / Doris Benesch

Frei werden von Angst

Mit der EFT-Klopfakupressur zu neuer Lebensqualität

Kösel

Den in diesem Buch enthaltenen Empfehlungen und Hinweisen zur Selbstbehandlung mit Klopfakupressur liegen natürliche Methoden der Heilung zugrunde. Sie basieren auf langjähriger Erfahrung der Autoren in der therapeutischen Praxis. Autoren und Verlag weisen Leserinnen und Leser jedoch darauf hin, dass Selbstbehandlungen in eigener Verantwortung geschehen. Im Zweifelsfall, bei akuten Angstzuständen, Schmerzen oder anderer bestehender Erkrankung ist für eine korrekte Diagnose bzw. entsprechende Behandlung stets ein Arzt, Heilpraktiker, Psychotherapeut oder eine andere qualifizierte Fachperson aufzusuchen.

Eine Haftung irgendwelcher Art von Seiten der Autoren oder des Verlages wird hiermit ausgeschlossen.

MIX
Papier aus verantwortungsvollen Quellen
FSC® C014496
FSC
www.fsc.org

Verlagsgruppe Random House FSC-DEU-0100
Das FSC-zertifizierte Papier *Classic 95* für dieses Buch liefert
Stora Enso, Finnland.

Umschlag: Kaselow Design, München
Umschlagmotiv: Getty Images/Maria Teijeiro
Fotos im Innenteil: Doris Benesch, München
Druck und Bindung: GGP Media GmbH, Pößneck
Printed in Germany
ISBN: 978-3-466-34564-9

www.koesel.de

INHALT

Wir danken Gary Craig, dem Begründer der EFT-Klopfakupressur, unseren Klient(inn)en und Seminarteilnehmer(inne)n, von denen wir viel lernen durften, sowie den Autoren und Autorinnen von Fallbeispielen. Ohne sie hätte dieses Buch in dieser Form nicht entstehen können.

EINLEITUNG

Frau R., geplagt von diversen Ängsten, vor allem vor geschlossenen Räumen, berichtet nach einer EFT-Therapie bei uns: »... ich habe gestern Abend den Film *Die Frau vom Checkpoint Charly* angeschaut – vier Stunden mit anschließender Doku von der Frau, die das alles erlebt hat, und ihren Kindern! Ich habe mit ihr nochmals alles durchlebt! Es ging um Republikflucht aus der ehemaligen DDR, mit Verhören von der Staatssicherheit, dem Transport in das Staatssicherheitsgefängnis und dem Transport nach Hoheneck ins Frauengefängnis, wo auch ich inhaftiert war! Es ging darum, wie wir in den Westen gebracht wurden, wie wir erpresst wurden und alles unterschrieben haben, um in den Westen zu kommen. Es ging um Menschen, wie sie damit umgegangen sind und wie sie die zurückgebliebenen Kinder behandelt haben und, und, und ... ich kann das alles gar nicht aufzählen.
Wenn ich früher den Namen der Stadt Schwerin nur gehört habe, in der ich in Untersuchungshaft war, hat es mich geschüttelt, und es sind Krämpfe durch meinen Körper gegangen. Doch nun bin ich ruhig, wenn ich diese Stadt in einem Bericht sehe.
Es war mir möglich, nach 22 Jahren unerträglichen Leids solch einen Film nun ruhig anzuschauen!!! Der Frau zuzuhören, ihren Schmerz zu sehen und hinzufühlen, was dies mit mir heute noch macht.
Ich habe festgestellt, dass es in mir – dank EFT – sehr entspannt geworden ist! Durch EFT ist es heute möglich, das alles einfach neutral zu betrachten. Das, was in mir hochgeschwappt war, wurde wirklich abgeräumt, sonst hätte ich mich gar nicht getraut, einen solchen Film anzuschauen! Es ist wahnsinnig befreiend.«

Diese traumatisierenden Erlebnisse im Leben dieser Frau sind also durch EFT ebenso Geschichte geworden wie viele ihrer Ängste, auch die vor geschlossenen Räumen.

Gary Craig, der Begründer von EFT (Emotional Freedom Techniques™), schreibt zum Thema Angst auf seiner Website: »... Das ist nicht überraschend ..., EFT war schon immer außergewöhnlich wirkungsvoll hinsichtlich der Behandlung von Ängsten und Phobien. In den meisten Fällen erzielt EFT nicht nur rasche Ergebnisse, sondern diese Ergebnisse sind auch anhaltend ...«

Sie halten hier ein Buch über Ängste und Phobien in Händen, obgleich dieses Thema mit Ratgebern bereits gut abgedeckt ist. Und dennoch ist dieses Buch notwendig, denn die »Uhr dreht sich weiter und bleibt nicht stehen« – weder im Experimentierlabor der Natur noch im Dasein der Menschheit, die immer wieder mit überraschenden Entwicklungen konfrontiert wird. So ist es nicht verwunderlich, dass auch auf dem Feld der Psychologie und Psychotherapien Neuerungen auftauchen, die den etablierten Methoden- und Therapienschatz erweitern oder sogar weit hinter sich lassen.
Eine dieser Neuheiten – die in ihren grundlegenden Ursprüngen gar nicht so neu ist, weil sie auf eine jahrtausendealte Tradition zurückblickt –, ist die Klopfakupressur, die seit einigen Jahren immer mehr von sich reden macht und mittlerweile auch in »klassische« Therapien integriert wird, um deren Effektivität zu steigern. Unsere eigenen, über Jahre hinweg überaus positiven Erfahrungen als EFT-Therapeuten und die zahlloser weiterer Klopfakupressur-Anwender unterschiedlicher Schulen weltweit – insbesondere hinsichtlich Ängsten und Phobien – belegen in eindeutiger Weise die Wirksamkeit dieser Methode.
Das vorliegende Buch richtet sich an alle, die diese besondere Technik und ihre ganz konkreten Lösungsanweisungen näher kennenlernen wollen. Wenn Sie vom Thema Angst direkt oder indirekt betroffen sind, haben Sie gute Chancen, sich selbst und Ihre Angehörigen bzw. Freunde durch EFT vollständig und nachhaltig von der »Geisel Angst/Phobie« zu befreien. Und es will Ihnen als Ärzte, Therapeuten, Heilpraktiker oder als Tätige in ande-

ren helfenden und heilenden Berufen ein solides Rüstzeug für die erfolgreiche Anwendung der Klopfakupressur bei Angst- und Phobie-Klienten vermitteln.
Für positive Ergebnisse mit der Klopfakupressur benötigen Sie an sich keinerlei spezielles Fachwissen, für komplexere Problematiken kann dies jedoch von Vorteil und sogar unumgänglich sein. Das »mechanische« Vorgehen selbst ist derart einfach, dass anfänglich Zweifel aufkommen können und Sie vielleicht geneigt sind, das Ganze als »unwissenschaftlichen Unsinn« abzutun. Uns selbst, den Autoren, ist es nicht anders ergangen, doch wir wurden durch die positiven Erfahrungen in der praktischen Anwendung von dieser Methode überzeugt. Geben Sie sich also die Chance der Selbsterfahrung. Denn was kann besser sein als das persönliche Erleben, wie sich selbst langjährige Angstsymptome entspannen oder gar in nichts auflösen und eine neue, unerwartete Freiheit in Ihr Leben (oder das Leben Ihrer Angehörigen, Freunde bzw. Klienten) tritt.

Im *allgemeinen Teil* (S. 15 ff.) führen wir zunächst in die Angst- und Phobie-Thematik ein und geben Ihnen einen kurzgefassten Überblick über Definition, Erscheinungen, Hintergründe und gängige Behandlungsansätze dieses Problembereichs. Anschließend machen wir Sie mit einer neuen energetischen Sichtweise vertraut, welche Angst- und Phobiegeschehen als eine »energetische Störung« versteht. Danach begleiten wir Sie Schritt für Schritt durch die Anwendung der Klopfakupressur, damit Sie von einem sicheren Fundament aus das Problem Angst/Phobien in positiver Weise angehen können (S. 25 ff.). Ein eigener, abschließender Abschnitt widmet sich der Frage, was Sie beachten sollten, wenn die Klopferfolge ausbleiben oder stagnieren, und gibt Ihnen entsprechende hilfreiche Hinweise (S. 39 ff.).

Im *praktischen Teil* (S. 53 ff.) machen wir Sie zunächst mit grundlegenden Vorgehensroutinen hinsichtlich unterschiedlicher Aus-

gangssituationen bei Ängsten und Phobien bekannt, sodass Sie bei solchen, die nicht explizit im Buch aufgeführt sind, dennoch eine allgemeine Anleitung finden, um die Klopfakupressur auf das jeweilige Problem zu übertragen. Dies soll jedoch nicht heißen, dass die Lektüre der folgenden Abschnitte im Kapitel »Ängste und Phobien von A-Z« unnötig wäre (S. 60ff.). Ganz im Gegenteil: Denn bei dieser Darstellung geben wir jeweils detaillierte Anleitungen zur Klopfanwendung auf spezifische Angststörungen (wobei wir der allgemein verbreiteten Flugangst etwas mehr Aufmerksamkeit gewidmet haben). Insofern können Sie dieses Buch auch als eine Art Nachschlagewerk benutzen, da Sie ohne Umwege bei einer ganz besonderen Angsterscheinung nachschlagen und unmittelbar mit dem »Klopfen« beginnen können – vorausgesetzt, Sie haben sich zuvor die Grundlagen der Klopfakupressur einverleibt (S. 25ff.). Die Klopfanleitungen werden jeweils mit Fallbeispielen aus unserer Klopfpraxis und aus anderen Quellen versehen, damit Sie ausreichend praktisches Anschauungsmaterial zur Verfügung haben. Um den Umfang des Buches nicht zu sprengen, mussten wir uns auf gängigste Ängste beschränken. Doch wir sind davon überzeugt, dass wir Ihnen mit unserer Auswahl einen breitgefächerten Überblick über die Anwendung der Klopfakupressur auf dem weiten Feld von Ängsten und Phobien geben können.
Als wichtige und nützliche Erweiterungen zum Inhalt des Buches haben wir noch *zwei besondere Kapitel* hinzugefügt, die eine angepasste Vorgehensweise beim Klopfen verlangen – die Anwendung der Klopfakupressur auf Angstgeschehen bei Kindern sowie bei Tieren (S. 192ff.).

Im *Anhang* (S. 213ff.) finden Sie weitere Informationen zu Adressen, Literatur und wissenschaftlichen Studien sowie eine Klopfübersicht. Und über ein Register finden Sie schnell die wichtigsten Begriffe.

Die Klopfübersicht ist außerdem nochmals auf der hinteren Umschlagseite/innen zum Ausklappen abgebildet und bietet Ihnen somit einen noch schnellen Zugriff auf die Klopfpunkte.

Wir sind uns dessen bewusst, dass wir Ihnen mit diesem Buch lediglich einen ersten Einstieg in die Materie vermitteln und Sie dadurch nicht sogleich zu einem »Meister in der Klopfkunst« aufsteigen werden. Aber wir wissen, dass Sie mit dem hier dargestellten Instrumentarium und mit ein wenig Übung positiven Einfluss auf viele Ängste und Phobien nehmen, wenn nicht sogar nachhaltig auflösen können. Sie werden die Erfahrung machen, dass viel mehr möglich ist, als Sie denken, und dass Sie selbst viel mehr Fähigkeiten haben, als Sie von sich glauben. In diesem Buch begegnen Sie demnach einer Methode,

- ✗ die Ihnen als Selbstanwendern ungeahntes heilerisches Potenzial vor Augen führt, mit dem Sie Gesundheit und Wohlbefinden auch über Ihre Ängste hinaus in eigener Regie zurückerobern und aufrechterhalten können;
- ✗ die Ihnen als berufliche Anwender überraschende, positive Ergebnisse in Ihrer Praxis liefert, was Ihnen selbst und auch Ihren Klienten zugutekommt.

Versuchen Sie es einfach. Geben Sie sich selbst und Ihren Klienten eine »Klopfchance« und lassen Sie sich überraschen.

THEORETISCHE GRUNDLAGEN

ANGST UND IHRE BEWÄLTIGUNGSSTRATEGIEN

Wer kann von sich behaupten, noch niemals »Angst« erfahren zu haben? Wohl niemand. Angst ist eine ganz »normale« Erscheinung und fest in unser »Überlebensprogramm« eingebaut. Dieses Programm wird aktiviert, wenn wir uns mit als gefahrenvoll interpretierten Situationen konfrontiert sehen, und löst eine Kaskade von Reaktionen aus, die uns alarmiert, wachsam, »sprungbereit« und reaktionsschnell sein lässt, damit wir unversehrt diese missliche Lage überstehen können.

Es wird wohl wenig hilfreich sein, physikalische Berechnungen über Objektbewegungen anzustellen und intellektuelle Gedankenspielereien darüber zu veranstalten, ob, wann und wie man sich verhalten soll, wenn ein entgegenkommendes Auto ins Schleudern gerät und auf einen zugerast kommt. Hier wird unmittelbar der bewusste Denkapparat außer Betrieb gesetzt und unser automatisches Sicherungssystem übernimmt die Hoheit über die folgenden Reaktionen: Alle angeborenen Instinkte und gelernten Verhaltensweisen werden nun in Sekundenbruchteilen analysiert, koordiniert und zu einer Spontanreaktion gebündelt – in diesem Fall ist es ein gekonntes Ausweichmanöver, das einen Zusammenstoß verhindert.

Auch helfen alle beschwichtigenden Worte nicht, wenn man sich in einer dunklen Gasse befindet und ein unbekanntes Geräusch ans Ohr dringt. Unser Sicherungssystem wird augenblicklich in wachsamen Alarm versetzt, bis seine Antennen wieder Entwarnung geben.

Und wenn wir auf glitschigem Boden gehen, wohl wissend, dass es neben uns steil abwärts geht, werden unsere »inneren Helfer« ebenfalls aktiv und veranlassen uns, vorsichtig und bedächtig einen Fuß vor den anderen zu setzen.

In jedem dieser Fälle – und die Aufzählung könnte endlos weitergehen – sind unsere Schutzmechanismen am Werk, um unser Leben zu sichern.

Ist die Gefahrensituation vorüber und der Alarm verstummt, ziehen sich diese »Helfer« wieder zurück und das gewohnte Verstandesbewusstsein übernimmt wieder die Regentschaft: »Puh, das war knapp, da habe ich aber noch mal Schwein gehabt, ich war wohl noch nicht dran« oder »Na, da war wieder mal meine Fantasie am Werk« oder »Diese Tour war ganz schön gefährlich«. Diese Gedanken gehen dann einher mit dem Abklingen der Stressreaktionen und dem Übergang in die Normalität. Derlei Erlebnisse hinterlassen für die Zukunft gewöhnlicherweise eher keine belastenden Erinnerungsspuren. Sie gehören zum Lernen für künftige Gefahrensituationen, sodass das Sicherungssystem auf erweiterte Erfahrungsressourcen zurückgreifen und sich abzeichnende Gefahrenmomente vielleicht sogar schon früher erkennen kann. Also wird am nächsten Tag das Auto ohne sichtbare »Kratzer an der Psyche« erneut bestiegen und Dunkelheit sowie der Aufenthalt in größeren Höhen werden weiterhin bewusst in Kauf genommen.

So sollte es sein, doch gelingt dies nicht immer. In solchen Fällen schaltet das Alarmsystem nicht ab oder es wird – nachdem es manchmal jahrelang in den Tiefen des Unterbewusstseins schlummerte – aus für das bewusste Denken unerfindlichen Gründen wieder aktiviert. Eine unheilvolle Dynamik kommt nun in Gang und zuvor unbelastete Situationen werden plötzlich zu Angstfallen. Jegliche mentalen Beruhigungsversuche scheitern. Diese inneren Aktivitäten sind weder Argumenten noch bewusster Einsicht über den offensichtlichen Irrtum oder Unsinn zugänglich.

Die davon Betroffenen stehen hilflos und ohnmächtig vor diesem Desaster, das zu einem »Leben in der Hölle auf Erden« ausufern kann. Sie leiden an verschiedensten Stresssymptomen, die von leichter körperlicher Unruhe, allgemeiner Anspannung, Spannungskopfschmerzen, Schweißausbrüchen, Schwindelgefühlen, Zittern, Mundtrockenheit, Durchfall, Druckgefühlen im Magen über Engegefühle im Brustkorb, Beklemmung in der Herzgegend, erschwerter Atmung, erhöhtem Pulsschlag bis hin zu akuter Atemnot, Schlaflosigkeit, Depressionen, Reizbarkeit und sogar Panikreaktionen oder Ohnmacht reichen. Diese belastenden Erscheinungen können als ständiger Begleiter, unabhängig von äußerem Geschehen, anwesend sein (generalisierte Angststörung, chronische Angst). Oder sie beziehen sich auf eine immer wieder auftretende irrationale, unangemessene Reaktion hinsichtlich ganz spezifischer Situationen und Objekte, die für den Mitmenschen als weitgehend ungefährlich gelten. Auch die Betroffenen erkennen dies als Überreaktion, können sie jedoch nicht abstellen (Phobien). Die hier genannten spezifischen Überreaktionen sind das Thema dieses Buches, wenngleich wir auch die allgemeine Angstproblematik mit ein paar Anregungen streifen werden.

FORMEN SPEZIFISCHER ANGST

Die Vielfalt der Angstauslöser ist nahezu unbegrenzt, ebenso die dazugehörigen Fachbegriffe. Doch einige haben sich zu »Favoriten« entwickelt, die in der Öffentlichkeit hinlänglich bekannt sind. Dazu zählen:

- ✗ Tierphobien (Zoophobien), z.B. Spinnenangst (Arachnephobie), Mäuseangst (Musophobie), Hundeangst (Kynophobie), Bienenangst (Melissophobie).
- ✗ Situationsphobien, z.B. Platzangst (Klaustrophobie), Höhenangst (Akrophobie), Flugangst (Aerophobie), die sich oft als ein Sammelsurium anderer spezifischer Phobien erweist, Prüfungsangst, Angst vor Spritzen, Angst vor dem Zahnarzt (Dentophobie).
- ✗ Soziale Phobie und Agoraphobie (Angst vor offenen Plätzen).
- ✗ Angst vor bestimmten Krankheiten (Nosophobie), z.B. Herzphobie (Cardiophobie), Angst vor Krebserkrankung (Cancerophobie).

Ein schier unendliches Sammelsurium an Namen und Formen für ein einziges Geschehen: Angst – die in unterschiedlicher Weise und Intensität erlebt wird und geringere bis verheerende Auswirkungen auf das Leben zahlreicher Menschen ausübt.

URSACHENDISKUSSION

Wie Ängste letztendlich entstehen, wird in Fachkreisen noch immer diskutiert und führt zu einer Vielfalt an Meinungen und Erklärungsversuchen. Als dominierend werden hierbei folgende Faktoren erwähnt:

- ✗ Genetische Komponente als angeborene Reaktionsweise.
- ✗ Einfluss von besonderen Begebenheiten, die als bedrohlich erlebt wurden oder die mit einer starken inneren Belastung einhergingen.
- ✗ Lernkomponente, bei der Angstverhalten und Angstbewältigungsstrategien von Bezugspersonen übernommen werden (z.B. eine Mutter, die ständig zur Vorsicht mahnt).
- ✗ Folgewirkung von andauernden Stresszuständen, die zu einer Überforderung führen (z.B. körperliche Überlastungen und Krankheiten sowie innere, unlösbare emotionale Konflikte).

Welche Faktoren auch immer für diese spezifischen Ängste diskutiert werden mögen – und wir fügen weiter unten mit dem »energetischen Paradigma« (S. 21) einen weiteren Faktor hinzu –, zusammenfassend ist zu bemerken: Eine bestimmte Situation wird als bedrohlich angesehen oder erlebt, die bei »rationalem« Betrachten »unverdächtig« ist, wobei Bewältigungsmöglichkeiten fehlen und sich Gefühle von hilflosem, ohnmächtigem Ausgeliefertsein einstellen. Erschwerend kommt hinzu, dass allein schon der Gedanke an diese angstbesetzten Situationen und an die aufgetretenen Angstreaktionen selbst erneut Angstsymptome aktiviert (Erwartungsangst).

KLASSISCHE HERANGEHENSWEISE

Obwohl Literatur und Therapieangebote zur »Angstbewältigung« reichlich vorhanden sind, ist die Zahl der dabei vorgestellten bzw. verwendeten Vorgehensweisen und Verfahren überschaubar. Darunter sind folgende »Standardmaßnahmen« zu finden:

Einfache (Selbst)Hilfsstrategien

- ✗ Vermeiden und Aufschieben von unangenehmen und ängstigenden Situationen.
- ✗ Einsatz von Ablenkungsmanövern in einer angstbesetzten Situation, wie z.B. ein Buch oder eine Zeitung lesen, sich in eine rege Unterhaltung flüchten, sich auf etwas anderes konzentrieren (sich Rechenaufgaben stellen, zählen, in sich hineinsingen etc.).
- ✗ Auf »Suchtmittel« zurückgreifen, um mit Betäubung der Angst zu entfliehen (Alkohol, Nikotin, Medikamente, Essen etc.), mit der Nebenwirkung, dass Abhängigkeit entstehen kann.
- ✗ Sich unter Stress der Situation stellen, aber Fluchtwege offen halten (z.B. im Flugzeug den Platz am Mittelgang wählen, in Bus/Straßenbahn in der Nähe der Tür).
- ✗ Allen Mut zusammennehmen und die Angst unterdrücken bzw. verstecken.

Therapeutische Strategien

- ✗ Direkte Konfrontation mit der Angst (unmittelbar oder sukzessive annähernd), um sich daran zu gewöhnen bzw. die Toleranzschwelle zu erhöhen (z.B. »Flooding«, »Systematische Desensibilisierung«, »Rational Emotive Therapy«).
- ✗ Anwendung von Entspannungstechniken (z.B. »progressive Muskelrelaxation«, Hypnose).
- ✗ Erlernen bestimmter Atemtechniken.

Während die einfachen Hilfsstrategien an der Angstproblematik nicht viel verändern und nur kurzfristige, oberflächliche Erleich-

terung verschaffen, die schnell wieder verpufft, kann eine Mixtur aus den genannten therapeutischen Strategien durchaus mittelfristige, positive Wirkungen erzielen. Doch auch sie sind oftmals nicht von anhaltender Dauer und verlangen zudem ein hohes Maß an Angstkonfrontation – also psychische und physische Belastung über einen längeren Zeitraum hinweg –, wozu viele Angstgeplagte nicht in der Lage bzw. bereit sind.
Und noch etwas: Das bei den genannten Hilfsangeboten verwendete Vokabular zeugt eher von einer Kapitulation vor dem Angstthema als von einem Anspruch auf deren grundlegender Beseitigung, denn da heißt es dann: »die Angst in den Griff bekommen«, »Angst überwinden«, »Angst bewältigen«, »Angst beherrschen«, »Angst ertragen lernen« usw. Das alles sind Begriffe, die auf ständigen Kampf und Anstrengung hinweisen, ohne eine wirkliche Freiheit von diesen irrationalen Ängsten anzusprechen. Und auch sanftere Umschreibungen wie »mit der Angst umgehen lernen« sind nicht gerade das, was Angstgeplagte von einer wirklichen Therapie verlangen dürfen.

DAS ENERGETISCHE PARADIGMA

Die Menschheits- und Wissenschaftsgeschichte ist voller Wandlungen, bei denen alte vorherrschende, unumstößliche »Wahrheiten« neuen Erkenntnissen weichen mussten (oftmals nicht ohne großen Kampf der »Bewahrer der Wahrheit« gegen die »vom Wege Abgekommenen und Irrgläubigen«). So können wir heute Zeuge eines erneuten Paradigmenwechsels sein, bei dem das »Materielle«, die absolute chemisch-mechanistische Perspektive auf Leben und Dinge, zunehmend in Frage gestellt und durch eine »energetische« Sichtweise jenseits von Materie ersetzt wird.
Mit dem Einzug eines energetischen Paradigmas auch auf das Feld der Psychotherapie (»energetische Psychologie«) und insbesondere auf Angststörungen betreten Sie ein neues Zeitalter psy-

chotherapeutischer Intervention, bei der »Energietechniken« einen entscheidenden Faktor darstellen. Im Vordergrund steht dabei die Grundaussage, dass allen emotionalen Problemen eine Störung im Energiesystem des Körpers zugrunde liegt. Dies ist nicht unbedingt eine gänzlich neue Erkenntnis, denn vor über 5000 Jahren wussten bereits die Chinesen, Inder und andere Naturvölker von einer »geheimnisvollen« Kraft (Chi, Prana etc.), die uns durchströmt, und entwickelten daraus ihr heilerisches Wirken. Im jahrtausendealten Heilsystem der »Traditionellen Chinesischen Medizin« (TCM), das trotz heftiger Gegenwehr traditioneller Kräfte auch in unseren westlichen Breiten zunehmend Anerkennung findet, wird behauptet, dass Krankheitssymptome als Folge einer Störung im Fluss der Lebensenergie (*Chi*) durch die Energiebahnen (*Meridiane*) entstehen. Diese Aussage bestimmt auch die Klopfakupressur-Techniken, die wir hier gerne nochmals wiederholen: *Die Ursache aller seelischen (und seelisch-körperlichen) Probleme ist eine Störung im Energiesystem des Körpers. Das heißt auch, dass die Angstproblematik auf eine Blockade in den Energieflüssen zurückzuführen ist.*

Die Entdeckung der »neuen Wissenschaften« stellt diese Annahme auf ein noch breiteres Fundament, das unserer Ansicht nach über das »materielle« Denken von körperlichen Energiebahnen (Meridianen) weit hinausreicht. Spätestens seit Einstein und der »Neuen Physik« wissen wir, dass unsere »materielle Realität«, also unsere physische Wahrnehmung der Dinge über unsere Sinne mit einem großen Fragezeichen versehen werden müssen. Vielmehr gilt es anzuerkennen, dass letztendlich alles Information und Energie ist, dass also das uns umgebende Materielle als Interpretationen unserer Sinne und unseres Gehirns anzusehen ist. Wir Menschen sind dementsprechend »nur« Energiewesen mit bestimmten Frequenzsignaturen, die uns über unsere Sinne und unser Gehirn als »solides Fleisch und Blut« in bestimmter fester Form und bestimmtem Aussehen erscheinen. Materie findet also lediglich in unserem Gehirn statt, welches die eingehen-

den Informationen unserer Sinne (als elektrisches Frequenzmuster) in dieser für uns »festen« Weise interpretiert.
Wir, die Autoren, arbeiten nach einem energetischen Modell, in dem Wohlbefinden bedeutet, dass Sie als Energiesystem sich in Ihrer natürlichen harmonischen Schwingung befinden und Ihre »Schwingungssensoren« diesen Zustand als Gleichklang melden. Unwohlsein, also auch die Wahrnehmung von Angst und Angstsymptomen sind Meldesignale von »Missklängen« aufgrund von »Störfrequenzen«, die sich an unterschiedlichsten »Orten« und in unterschiedlicher Ausprägung und Lautstärke in Ihrem System »eingenistet« haben und die gesunde harmonische Schwingung mit einem »Störfeuer« versehen.
Unser menschliches System wird unablässig mit externen Informationen (Frequenzmustern) konfrontiert (darunter auch Erlebnisse, Begegnungen, Mitteilungen von anderen, elterliches Verhalten etc.), die einerseits kaum Spuren hinterlassen oder in guter, positiver Weise absorbiert und verarbeitet werden, andererseits aber auch »hängen bleiben« können und so zum »Störfeld« werden.
Nehmen wir zur Veranschaulichung das Beispiel eines Radioempfanges: Befindet sich das Radiogerät im Einklang mit einer bestimmten Frequenz, erhalten Sie klare Signale und können sich am gewünschten Programm erfreuen. Ist der Sender jedoch ungenau eingestellt oder werden die Signale durch andere Frequenzen überlagert, so wird dieser Empfang empfindlich gestört und Sie hören beispielsweise Hintergrundrauschen bzw. können die Inhalte des gewählten Programms kaum noch erkennen. Dieses Hintergrundrauschen, diese Störgeräusche sind vergleichbar mit Ihren Ängsten als wahrnehmbare Form dieser Störfrequenzen in Ihrem System.
Bei dieser informations-energetischen Betrachtung gerät auch das Argument einer Vererbung von Ängsten über Gene ins Abseits. Vielmehr handelt es sich bei der Generationenfolge dann lediglich um die Weitergabe von Frequenzmustern (Informatio-

nen) auf die noch weitgehend »offenen« Energiesysteme der Nachkommen: zum Beispiel durch die Befindlichkeit einer werdenden Mutter, durch »Wahrheiten« der Erwachsenen oder durch beobachtende Nachahmung, bei denen wesentliche »energetische Eingriffe« stattfinden. Die alte These der Gen-Dominanz wird mittlerweile auch durch wissenschaftliche Forschung in Frage gestellt, wie beispielsweise die Ergebnisse und Erkenntnisse der Epigenetik beweisen (siehe Literatur, das Buch von Bruce Lipton, S. 216).

Zusammenfassend lässt sich feststellen: Erlebnisse, Erfahrungen, Mitteilungen, Überlastungen spielen eine wichtige Rolle (siehe auch »Ursachendiskussion«, S. 19), doch sind diese nicht ursächlich für das Auftreten von Angst verantwortlich. Angstvolle Erlebnisse und Erfahrungen etc. sind aus unserer energetischen Perspektive betrachtet vielmehr Energiefelder mit bestimmten Informationen, die sich für das betreffende menschliche Energiesystem als Störfrequenzen erweisen, aber vom System nicht ausgeglichen werden können. Als Folge setzen sich »Störfelder« im System fest, die als Angstgeschehen wahrgenommen werden. Die einfache Befreiung von solchen Ängsten liegt dann darin, die Störfelder zu identifizieren, deren Informationsinhalte zu erkennen, mit geeigneten Maßnahmen »anzusprechen« und aufzulösen. In unseren Augen ist die geeignete Maßnahme das Instrument der Klopfakupressur. Denn sie nimmt für sich in Anspruch, äußerst erfolgreich in der Bearbeitung von Störfeldern und in spezifischer Weise auch bei der tief reichenden und nachhaltigen Befreiung von Angstproblemen zu sein. Dazu mehr im nächsten Kapitel.

DIE KLOPFAKUPRESSUR

Dieses Kapitel vermittelt Ihnen kompakt die nötigsten theoretischen und praktischen Kenntnisse über die Methode der Klopfakupressur. Im Wesentlichen (mit ein paar Abweichungen) orientieren wir uns hierbei an der EFT™-Methode (Emotional Freedom Techniques™ = Techniken zur emotionalen Befreiung), die sich als weltweit bekannteste Form der Klopfakupressur durchgesetzt hat und die wir in unserer Praxis sowie in unseren Seminaren und Kursen weitgehend einsetzen bzw. vermitteln.

Bei der Klopfakupressur werden vorgegebene Punkte mit den Fingern beklopft, während man auf das bestehende Problem/Unwohlsein fokussiert ist und bestimmte mentale Botschaften formuliert. Gary Craig, dem bereits erwähnten EFT-Begründer, gebührt Anerkennung und Dank, weil er die doch recht komplizierte, aufwendige und auf professionelle Anwender zugeschnittene Vorgängermethode TFT (Thought Field Therapy = Gedankenfeldtherapie) derart vereinfacht hat, dass die Klopfakupressur einer breiten Öffentlichkeit zugänglich wurde, ohne an Wirksamkeit einzubüßen. EFT wurde von ihm als ein Selbsthilfewerkzeug geschaffen. Es soll Sie also in die Lage versetzen, unter anderem akutes Angstgeschehen wie auch tiefer liegende Schichten Ihrer Angstproblematik positiv zu beeinflussen.

Sie werden bald feststellen, dass diese Methode leicht zu erlernen ist, sodass Sie schnell an die praktische Umsetzung gehen können. Es ist sicherlich verständlich, dass wir Ihnen im Rahmen dieses praktischen Ratgebers nur grundlegendstes Wissen vermitteln, doch wir sind davon überzeugt, dass Sie mit diesen Informationen bereits bei »einfacheren« Problemen erstaunliche Ergebnisse erzielen können. »Einfacher« heißt in diesem Zusammenhang, dass es sich durchaus um ein Thema handeln kann, an dem Sie schon länger leiden und das stärkere Symptome aufweist, sich jedoch noch nicht allzu tief und vernetzt in Ihrem System ausgebreitet hat. Allerdings wäre es vermessen zu erwarten, dass Sie als Laie in der Lage sein werden, bereits komplexere Themen bewältigen zu können, denen tiefer reichende Zusammenhänge und größere Strukturen zugrunde liegen. Dies erfordert mehr Übung und vor allem auch profundere Kenntnisse, die Sie beispielsweise in unseren Seminaren oder über geeignete Literatur oder in fachlicher Klopfakupressur-Beratung und -Therapie erwerben können.

Auch wollen wir nicht behaupten, dass EFT ein »100%iges-Allheilmittel« ist. Die Erfahrungen in unserer täglichen Praxis, in den Kursen und Seminaren sowie die Erfahrungen weltweit erlauben dennoch die berechtigte Hoffnung, dass Sie die Anwendung von EFT von den bestehenden Angstleiden teilweise oder ganz befreit, selbst wenn dieser Erfolg bislang trotz vieler anderweitiger therapeutischer Versuche verwehrt geblieben ist.

SCHRITT FÜR SCHRITT VORGEHEN

Wir machen Sie nun mit den einzelnen Bausteinen der Klopfakupressur vertraut und stellen Ihnen hierbei eine Kurzform von EFT vor (eine ausführlichere Beschreibung mit allen Elementen finden Sie im Buch von Horst Benesch *Klopf dich gesund*, siehe Anhang S. 214). Wie schon erwähnt, werden Sie möglicherweise von der Einfachheit dieser Methode überrascht sein und Zweifel an deren Wirksamkeit hegen. Geben Sie sich dennoch die Chance, Erfahrungen zu sammeln, denn nur die praktische Anwendung und die sich daraus ergebenden Wirkungen können Sie nachhaltig überzeugen. Lassen Sie sich anfangs auch nicht dadurch vom Klopfen abhalten, weil Sie noch unsicher sind und es »so komisch« wirkt. Dies wird sich rasch geben, wenn Sie die Abläufe mehr automatisiert und sich daran gewöhnt haben.

SCHRITT 1: Anschauen, was ist – Kontakt zum Problem aufnehmen und das vorhandene Unwohlsein einwerten

Bei der Klopfakupressur ist es wichtig, den Fokus auf das vorhandene Unwohlsein zu richten und damit in Kontakt zu kommen. Sie drängen Ihre Angsterscheinungen also nicht unbesehen zur Seite und wollen damit eher nichts zu tun haben, sondern werfen einen klaren Blick darauf: *Was* ist es genau, *wo* befindet es sich in mir und *wann* taucht es auf? Spüren Sie nach und beschreiben Sie es *möglichst genau*, zum Beispiel:

- ✗ ein Druckgefühl (was?) im oberen Bauch (wo?), wenn ich an ... denke/mir vorstelle (wann?),
- ✗ bedrückende Angst (was?), die mir schwer auf dem Brustkorb liegt (wo?), wenn ich ... bin (wann?),
- ✗ weiche Knie (was/wo?), wenn ich gerade ... bin (wann?).

Es ist nicht unbedingt nötig, den Grad des aktuellen seelischen oder körperlichen Missbefindens auf einer *subjektiven Skala von Null bis Zehn* einzuwerten (Null: symptomfrei, Zehn: persönlich maximal erlebtes akutes Unwohlsein), doch ist diese Maßnahme durchaus sinnvoll und hilfreich, weil Sie dann nach dem Klopfen einen Vergleichswert haben und die Klopfergebnisse besser einschätzen und beurteilen können.

Ziel der EFT-Anwendung ist es stets, dass sich keinerlei Belastung mehr zeigt, die Einwertung also bei Null angelangt ist, obgleich Sie bewusst versuchen, die ursprüngliche Störung wieder zu erzeugen, indem Sie erneut Ihren Fokus auf die zuvor noch ungute Ausgangssituation ausrichten (siehe S. 37). Bleiben Sie dann symptomfrei, kann dies bedeuten, dass die Störung im Energiesystem *hinsichtlich des beklopften Themas* aufgelöst worden ist – was sich jedoch erst noch im Alltag bestätigen muss.

Bei mehreren gleichzeitigen Symptomen konzentrieren Sie sich weitgehend auf die Erscheinung, die Sie momentan am meisten beeinträchtigt.

SCHRITT 2: Annehmen, was ist – Formulierung eines Setupsatzes (Eröffnungssatzes) und Durchführung des Setups

Mit diesem Baustein erreichen Sie eine Öffnung des Systems für die Heilung Ihrer Ängste und bilden somit die Basis für das nachfolgende eigentliche Klopfen in Schritt 3. Gehen Sie dabei folgendermaßen vor:

- ✗ Greifen Sie auf Ihre spezifische Bestimmung des Problems aus Schritt 1 zurück und formulieren Sie einen Satz in der Art:

»Auch wenn ich dieses … [hier das Problem einsetzen] *habe, akzeptiere ich mich voll und ganz (bin ich vollkommen o.k.) und gebe mir die Chance …* [hier das Problem einsetzen] *jetzt aufzulösen.«*

Bei obigen Beispielen aus Schritt 1 lautet der Setupsatz also:

»Auch wenn ich dieses Druckgefühl im oberen Bauch verspüre, wenn ich an eine Spinne denke, die auf der Wand sitzt, akzeptiere ich mich voll und ganz (bin ich vollkommen o.k.) und gebe mir die Chance, dieses Druckgefühl im oberen Bauch jetzt aufzulösen.«

»Auch wenn ich diese bedrückende Angst in mir habe, die mir schwer auf dem Brustkorb liegt und mich in der Atmung behindert, wenn ich in die Tiefe schaue, akzeptiere ich mich voll und ganz (bin ich vollkommen o.k.) und gebe mir die Chance, diese Angst mit dieser Schwere auf meinem Brustkorb jetzt aufzulösen.«

»Auch wenn ich diese weichen Knie verspüre, wenn ich gerade vor dieser Brücke stehe, akzeptiere ich mich voll und ganz (bin ich vollkommen o.k.) und gebe mir die Chance, dieses Gefühl von weichen Knien jetzt aufzulösen.«

Sie können leicht feststellen, dass der Setupsatz aus drei Teilen besteht:

a) der jeweiligen vorhandenen Störung, die Sie möglichst genau beschreiben (»*Ich habe dieses Problem*«),
b) der Selbstakzeptanz, obgleich die Störung noch vorhanden ist (»*Ich akzeptiere mich voll und ganz*« bzw. »*Ich bin o.k.*« bzw. »*Ich bin vollkommen o.k.*« etc.) und
c) der Möglichkeit, sich die Chance einzuräumen, dass sich die Störung auflösen kann bzw. darf (»*Ich gebe mir die Chance ... aufzulösen*«).

Wenn Sie auf diese Weise vorgehen, dürfte es einfach für Sie sein, Ihr Problem in den Setupsatz einzubauen.

✗ Klopfen Sie den Handkantenpunkt (siehe S. 31) ununterbrochen, während Sie etwa drei Mal den Setupsatz vorzugsweise laut sagen. Sie können das Setup auch den gegebenen Situationen anpassen (z.B. in der Öffentlichkeit), indem Sie den Satz nur denken (weitere Anregungen hierzu siehe S. 44 ff.).

Hinweis: Unterstützend für einen Klopferfolg ist es, wenn Sie vor dem Klopfen noch ein Glas Wasser trinken.

SCHRITT 3: Energie in Bewegung setzen – Die Klopfsequenz
Dem Setup folgt die Klopfsequenz, das eigentliche Herzstück der Klopfakupressur, mit dem Sie das Störfeld in Ihrem Energiesystem direkt angehen. Beklopfen Sie dabei mit den Fingern die dargestellten Akupunkturpunkte in der vorgegebenen Reihenfolge – von Gesicht über den Brustkorb bis unter den Arm. Sie können die Reihenfolge auch verändern oder andere Akupunkturpunkte verwenden. Das hier vorgestellte Vorgehen hat sich jedoch bereits vielfach in bester Weise bewährt. Sie müssen nicht die exakte Lage der Punkte kennen, es reicht völlig aus, in der näheren Umgebung des Punktes zu klopfen. Durch Gebrauch zweier oder mehrerer Finger (siehe Abbildungen auf den nächsten Seiten) verbreitern Sie die Klopffläche und werden so in jedem Falle den jeweiligen Punkt »treffen« (die Bezeichnung der Akupunktur-

punkte ist in Klammern angegeben). *Stimulieren Sie jeden Punkt etwa sieben Mal in einem Zeitraum von zwei bis drei Sekunden.* Leichte Klopfstärke (wie auf einer Tastatur schreiben) reicht völlig aus, kann aber auch (z.B. bei starken Emotionen) heftiger werden. Sie können auch einen ganz eigenen Klopfrhythmus entwickeln und bei einzelnen Punkten, wenn es sich für Sie richtig anfühlt, länger verweilen.

Hinweis: Gerade in Fällen von Angst kann es von Vorteil sein, die Punkte 3 und 7 in dieser Klopfsequenz länger zu beklopfen (über einen Zeitraum von etwa 20 Sekunden).

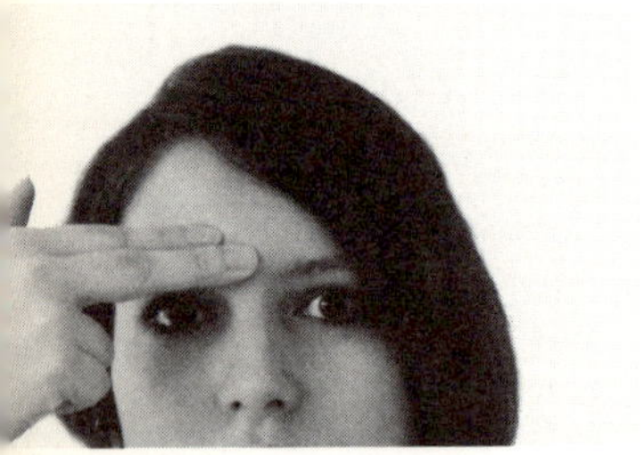

1. Innenseite Augenbraue – (Blase 2):
Diesen Punkt finden Sie am inneren Beginn der Augenbraue gleich neben der Nasenwurzel.

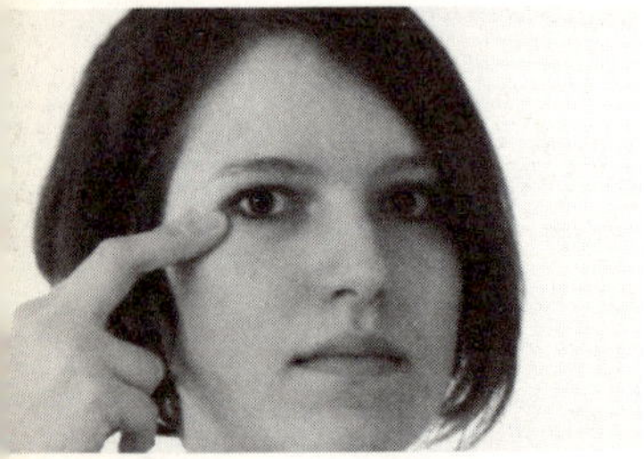

2. Außenseite des Auges – (Gallenblase 1):
Dieser Punkt befindet sich auf der Knochenpartie gleich neben dem äußeren Augenwinkel.

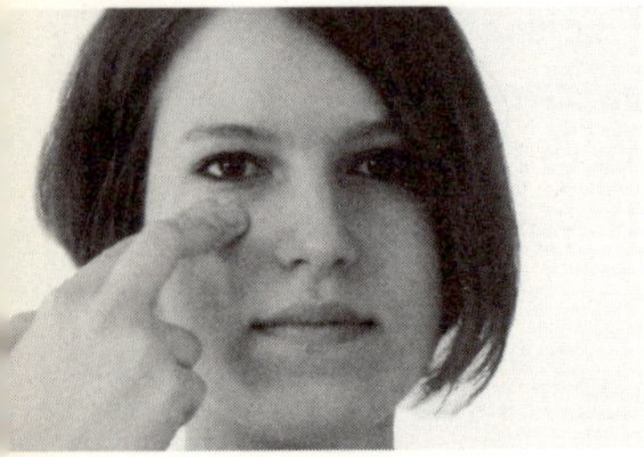

3. Unter dem Auge – (Magen 1):
Dieser Punkt liegt auf dem Knochen (Jochbein) zentral unter dem Auge.

4. Unter der Nase – (Gouverneursgefäß 27):
Sie finden diesen Punkt zentral zwischen Nase und Oberlippe.

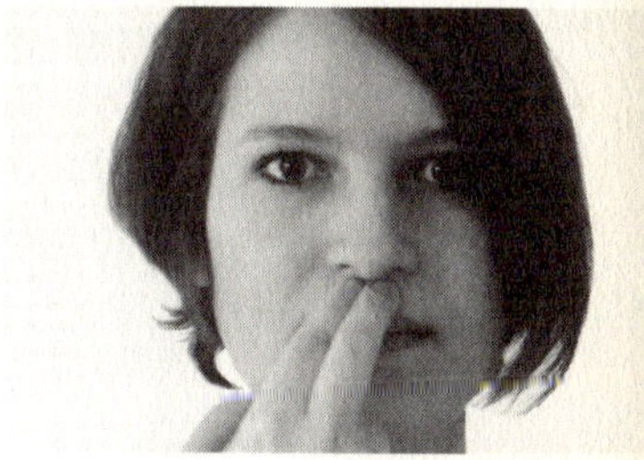

5. Auf dem Kinn – (Zentralgefäß 24):
Dieser Punkt liegt zentral zwischen Unterlippe und Kinnpunkt.

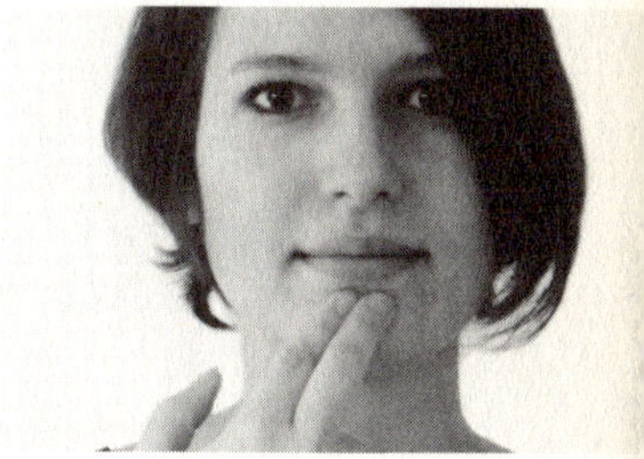

6. Schlüsselbein/Brustbein –
(Niere 27 und Thymusdrüse):
Mit der flachen Hand unterhalb des Schlüsselbeins quer über das Brustbein klopfen.

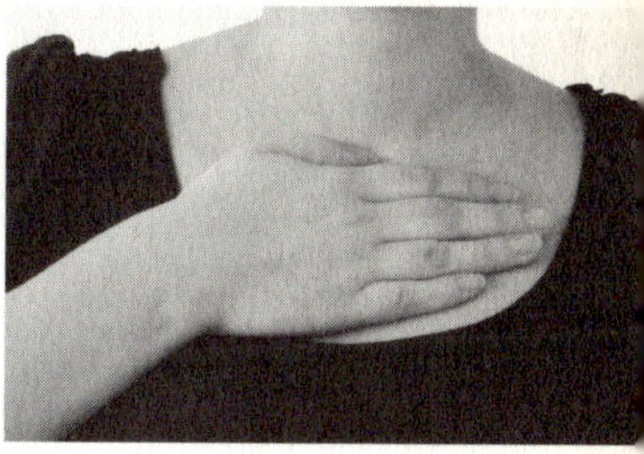

7. Unter dem Arm – (Milz-Pankreas 21):
Dieser Punkt liegt an der Seite des Körpers, auf halber Höhe zwischen Armbeuge und Achselhöhle, also zirka eine Handbreit unter der Achsel.

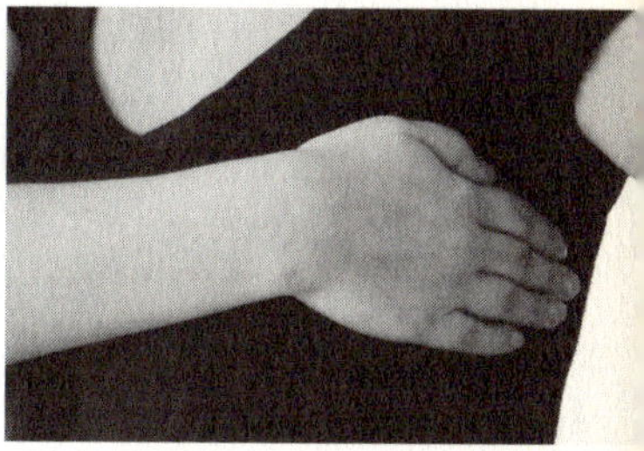

8. Handkante – (Dünndarm 3):
Diesen Punkt finden Sie an der Handkante zwischen Handgelenksknochen und Basisgelenk des kleinen Fingers auf Höhe der Handfalte (»Herzlinie«).

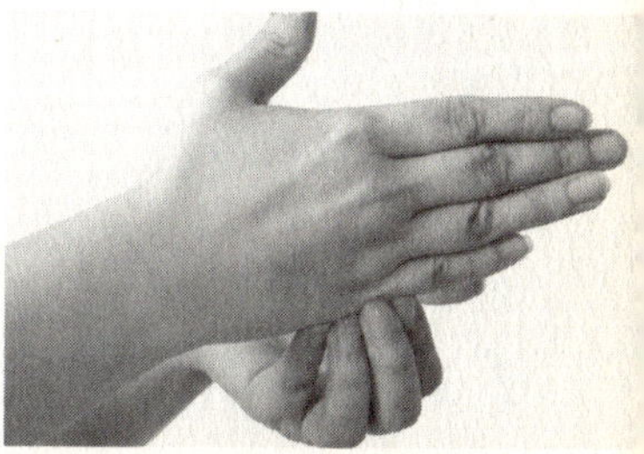

Anmerkung: Die Meridiane verlaufen parallel auf beiden Körperseiten, das heißt, es ist gleichgültig, mit welcher Hand welche Körperseite Sie während des Klopfdurchgangs beklopfen. Sie können während des Setups oder der Klopfsequenz auch die Klopfseite bzw. Klopfhand wechseln oder sogar gleichzeitig mit beiden Händen beide Körperseiten stimulieren.

Auch bei der Klopfsequenz ist es wichtig, den Fokus auf die gerade bearbeitete Störung und auf die spezifische Situation (z.B. *»weiche Knie, wenn ich vor der Brücke stehe«*) zu halten und sich nicht ablenken zu lassen. Zerlegen Sie den Setupsatz in kleinere Bruchstücke (Erinnerungssätze), die Sie dann beim Beklopfen der Sequenzpunkte verwenden. Sie bleiben also dabei, das Problem bzw. Unwohlsein in wiederholter Weise beim Namen zu nennen (*»Diese weichen Knie«*) und streuen gelegentlich die Stresssituation (*»Wenn ich daran denke, vor der Brücke zu stehen«*) und die Auflösung (*»Ich gebe mir die Chance, dieses Weiche in den Knien jetzt aufzulösen«*) mit ein.
In Reinform könnte das in etwa folgendermaßen aussehen (wobei Sie es auch anders gestalten können):

> *»Diese weichen Knie* [und Punkt 1 klopfen] ... *diese weichen Knie* [und Punkt 2 klopfen] ... *wenn ich vor der Brücke stehe* [und Punkt 3 klopfen] ... *diese weichen Knie* [und Punkt 4 klopfen] ... *wenn ich vor der Brücke stehe* [und Punkt 5 klopfen] ... *diese weichen Knie* [und Punkt 6 klopfen] ... *ich gebe mir die Chance, dieses Weiche in den Knien jetzt aufzulösen* [und Punkt 7 klopfen] ... *diese weichen Knie* [und wieder Punkt 1 klopfen] ... *« usw.*

In unseren weiteren Beispielen von Seite 28 könnte es dann folgendermaßen lauten:

a) Setupsatz:

»Auch wenn ich dieses Druckgefühl im oberen Bauch verspüre, wenn ich an eine Spinne denke, die auf der Wand sitzt, bin ich vollkommen o.k. und gebe mir die Chance, dieses Druckgefühl im oberen Bauch jetzt aufzulösen.«

Erinnerungssatz:

»Dieses Druckgefühl im oberen Bauch [und Punkt 1 klopfen] *... dieses Druckgefühl im oberen Bauch* [und Punkt 2 klopfen] *... wenn ich an eine Spinne denke, die auf der Wand sitzt* [und Punkt 3 klopfen] *... dieses Druckgefühl im oberen Bauch* [und Punkt 4 klopfen] *... wenn ich an eine Spinne denke, die auf der Wand sitzt* [und Punkt 5 klopfen] *... dieses Druckgefühl im oberen Bauch* [und Punkt 6 klopfen] *... ich gebe mir die Chance, dieses Druckgefühl im oberen Bauch jetzt aufzulösen* [und Punkt 7 klopfen] *... dieses Druckgefühl im oberen Bauch* [und wieder Punkt 1 klopfen] *...« usw.*

b) Setupsatz:

»Auch wenn ich diese bedrückende Angst in mir habe, die mir schwer auf dem Brustkorb liegt und mich in der Atmung behindert, wenn ich in Gedanken in die Tiefe schaue, akzeptiere ich mich voll und ganz und gebe mir die Chance, diese Angst mit dieser Schwere auf meinem Brustkorb jetzt aufzulösen.«

Erinnerungssatz:

»Diese bedrückende Angst in mir, die mir schwer auf dem Brustkorb liegt und mich in der Atmung behindert [und Punkt 1 klopfen] *... diese bedrückende Angst in mir, die mir schwer auf dem Brustkorb liegt und mich in der Atmung behindert* [und Punkt 2 klopfen] *... wenn ich in Gedanken in die Tiefe schaue* [und Punkt 3 klopfen] *... diese bedrückende Angst in mir,*

die mir schwer auf dem Brustkorb liegt und mich in der Atmung behindert [und Punkt 4 klopfen] *... wenn ich in Gedanken in die Tiefe schaue* [und Punkt 5 klopfen] *... diese bedrückende Angst in mir, die mir schwer auf dem Brustkorb liegt und mich in der Atmung behindert* [und Punkt 6 klopfen] *... ich gebe mir die Chance, diese bedrückende Angst und Schwere auf meinem Brustkorb jetzt aufzulösen* [und Punkt 7 klopfen] *... diese bedrückende Angst in mir, die mir schwer auf dem Brustkorb liegt und mich in der Atmung behindert* [und wieder Punkt 1 klopfen] ... « *usw.*

Führen Sie mindestens drei oder mehr Sequenzdurchgänge in der beschriebenen Weise durch und gehen Sie dann zum nächsten Schritt.

Anmerkung: Setupsatz und Wiederholungssatz müssen in den Wiederholungen nicht gleichlautend bleiben. Seien Sie ruhig kreativ, doch die Inhalte sollten sich stets auf das beklopfte Thema beziehen.

SCHRITT 4: Festigung der Klopfergebnisse – Gamutfolge
Bleiben Sie weiterhin auf die Störung fokussiert und streuen Sie immer wieder nach dem Klopfen einiger Sequenzrunden und vor Schritt 5 die sogenannte *9-Gamutfolge* ein: Beklopfen Sie Punkt 9 (Gamutpunkt) kontinuierlich, während Sie den Kopf gerade halten und folgende Aktivitäten durchführen (für jede Aktivität mindestens sieben Mal den Punkt stimulieren):
a) Augen schließen
b) Augen öffnen
c) Augen seitlich nach unten richten (links oder rechts)
d) Augen andere Seite nach unten
e) Augen kreisen
f) Augen in andere Richtung kreisen
g) ein paar Takte eines Liedes summen
h) von eins bis fünf zählen
i) Lied erneut summen

9. Gamutpunkt – (Dreifacher Erwärmer 3): Dieser Punkt befindet sich auf dem Handrücken hinter den Basisgelenken zwischen den Sehnen des 4. und 5. Fingers.

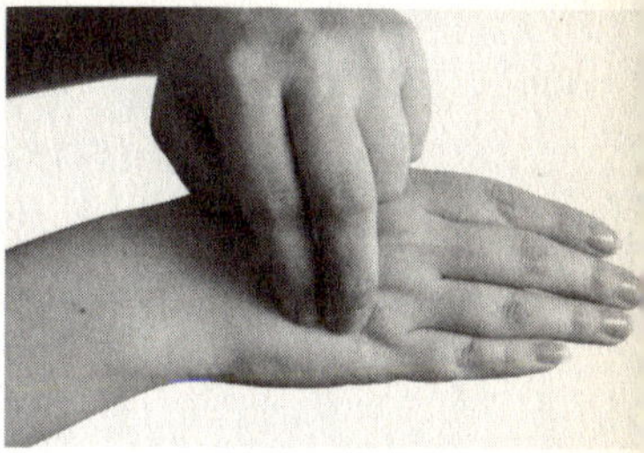

SCHRITT 5: Überprüfung der Klopfergebnisse und erneute Einwertung

Nach dem Klopfen nehmen Sie einen tiefen Atemzug und richten Ihre ganze Aufmerksamkeit erneut auf das beklopfte Unwohlsein/Problem, während Sie in die ursprüngliche Vorstellung oder Situation zurückkehren.

a) Können Sie weiterhin Unwohlsein gleicher Ausprägung wahrnehmen, hat sich anscheinend also nichts bewegt, ist es wichtig, genau zu überprüfen, ob sich die Störung noch in identischer Weise (z.B. Kloßgefühl, Druckgefühl), am gleichen Ort (z.B. im Hals, im Oberbauch) und in der gleichen Ausgangssituation (z.B. vor der Brücke stehen, Vorstellung der Spinne an der Wand) zeigt. Sollte dies nicht der Fall sein, jetzt zum Beispiel statt Kloß- oder Druckgefühl nur noch ein Spannungsgefühl vorhanden sein oder dieses Kloßgefühl beispielsweise an einem eingegrenzteren Bereich im Hals auftreten oder diese Symptomatik jetzt nur noch da ist, weil in Ihrer Vorstellung die Spinne nun über Ihren Fuß läuft, so sind diese Empfindungen anderen Sachverhalten zuzuordnen.

   Es ist also erforderlich, sich genau zu beobachten und sehr spezifisch in der Beschreibung Ihrer Wahrnehmungen zu sein. Neue Ausgangssituationen sind als neue Themen zu beklopfen, entsprechend einzuwerten, in Setupsatz und Erinnerungssätze neu zu formulieren und mit der Klopfsequenz – wie in Schritt 1 bis 3 beschrieben – zu bearbeiten. Überprüfen Sie im Fall einer neuen Thematik aber zunächst noch einmal die ursprüngliche Vorstellung bzw. Situation. In den meisten Fällen zeigt sich keine Belastung mehr, das heißt, das Beklopfen dieser Themen war 100%-ig erfolgreich.

b) Hat sich das Problem vollständig aufgelöst, ergibt die Einwertung also eine Null, gehen Sie gleich zu Schritt 7: »Nachtesten«.

c) Ist noch ein Rest an Unwohlsein verblieben, ergibt die Einwertung auf der 10er-Skala aber einen geringeren Wert als vor dem Klopfen, machen Sie bei Schritt 6 weiter.

SCHRITT 6: Der Folgedurchgang

Im Folgedurchgang führen Sie erneut die Schritte 1 bis 5 durch, nehmen aber eine Anpassung im Setupsatz vor, indem Sie den Ausdruck »noch etwas« hinzufügen:

Setupsatz:

> *»Auch wenn ich **noch etwas** von …* [hier Problem einsetzen] *habe, akzeptiere ich mich voll und ganz (bin ich vollkommen o.k.) und gebe mir die Chance, ich löse …* [hier Problem einsetzen] ***vollständig** auf.«*

Unser Beispiel:

> *»Auch wenn ich **noch etwas** von diesem Druckgefühl im oberen Bauch verspüre, wenn ich an eine Spinne denke, die auf der Wand sitzt, akzeptiere ich mich voll und ganz und gebe mir die Chance, dieses Druckgefühl im oberen Bauch jetzt **vollständig** aufzulösen.«*

Auch der **Erinnerungssatz** beim Ausführen der Klopfsequenz erfährt eine kleine Veränderung durch den Zusatz ***»restlich«**:*

> *»Dieses restliche …* [hier Problem einsetzen]. *«*

Unser Beispiel:

> »*Dieses* ***restliche*** *Druckgefühl im oberen Bauch* [und Punkt 1 klopfen] ... *dieses* ***restliche*** *Druckgefühl im oberen Bauch* [und Punkt 2 klopfen] ... *wenn ich an eine Spinne denke, die auf der Wand sitzt* [und Punkt 3 klopfen] ... *dieses* ***restliche*** *Druckgefühl im oberen Bauch* [und Punkt 4 klopfen] ... *wenn ich an eine Spinne denke, die auf der Wand sitzt* [und Punkt 5 klopfen] ... *dieses* ***restliche*** *Druckgefühl im oberen Bauch* [und Punkt 6 klopfen] ... *ich gebe mir die Chance, dieses Druckgefühl im oberen Bauch jetzt* ***vollständig*** *aufzulösen* [und Punkt 7 klopfen] ... *dieses* ***restliche*** *Druckgefühl im oberen Bauch* [und wieder Punkt 1 klopfen] ...« *usw.*

Es ist nicht ungewöhnlich, wenn Sie mehrere Folgedurchgänge (und Gamutfolgen) und auch mehrere »Themenanpassungen« durchführen müssen, bis sich das Problem/Unwohlsein entscheidend gebessert bzw. ganz aufgelöst hat. Zeigt sich dennoch keine positive Entwicklung, geht es nur schleppend voran oder will die restliche Symptomatik einfach nicht ganz verschwinden, weist dies auf andere Faktoren hin, zu denen wir Ihnen ab Seite 39 in einem gesonderten Abschnitt einige Hinweise und Anregungen geben.

SCHRITT 7: Nachtesten

Können Sie nach der Anwendung der Klopfakupressur erfreut feststellen, dass die Einwertung eine Null ergibt, das Symptom oder Missbefinden sich also verabschiedet hat, so steht noch eine letzte Maßnahme an: das *Nachtesten.* Erst dann können Sie davon ausgehen, dass Sie einen großen Schritt in Richtung anhaltender Befreiung von Ihrem belastenden Thema erreicht haben. Dieses Testen besteht darin, *dass Sie bewusst und gezielt versuchen, die anfängliche Symptomatik wieder zu erzeugen.* In unseren Beispielen begeben Sie sich also erneut in die Vorstellung, vor einer Brücke zu stehen bzw. die Spinne an der Wand zu sehen.

Gehen Sie dabei ganz intensiv und in allen möglichen Details und möglichst »real« in diese inneren Bilder, die Ihnen vor dem Klopfen noch Unwohlsein bereitet hatten. Bleiben Sie »ungestört«, ist dies ein erfreulicher Hinweis, dass sich bedeutende Anteile, wenn nicht sogar das gesamte »Störfeld« in Ihnen aufgelöst haben. Tauchen bei diesem Testen erneut einzelne Symptome auf, nehmen Sie diese besonderen Aspekte in Ihren Klopffokus (bei solchen Aspekten handelt es sich um weitere wichtige Details, die Sie zunächst nicht beachtet hatten, aber die nach dem Klopfen zum Vorschein kommen). Fahren Sie so lange fort, bis Sie vergebens nach der »alten« Belastung suchen.
Natürlich kann Ihnen dieses Testen nicht die Konfrontation mit den »realen« Situationen ersparen. Erst dort werden Sie mit Gewissheit erfahren, wie weit das Klopfen bei Ihrem Problem letztendlich erfolgreich war. Denken Sie bei dieser »realen Testung« stets daran, sich niemals mit aktuellen Unsicherheiten oder Belastungen den vormals gefürchteten Situationen auszusetzen. Sollten aber entsprechende Symptome auftauchen, lösen Sie diese mit Klopfen auf, *bevor* Sie sich der gefürchteten Situation stellen. Dies können Sie – soweit noch Unbehagen vorhanden ist – sukzessive fortsetzen. Ziel ist, dass Sie sich auf diese Weise gelassen und sicher mit der vormaligen Angstsituation konfrontieren können. Nicht selten vergessen Klienten nach erfolgreichem Klopfen ihr Problem und bemerken dann irgendwann überrascht, dass sie gar nicht mehr daran gedacht haben, während sie in einer solchen Situation waren.

DER PROZESS STAGNIERT: ASPEKTE UND MENTALE BLOCKIERUNG

Wenn es trotz intensivem Klopfen nicht weitergeht oder das Problem immer wieder erscheint oder gar nicht weichen will, sind weitere wichtige Faktoren zu beachten. Wir geben Ihnen hier einige Anregungen, die Sie dabei unterstützen sollen, dass Sie doch noch den gewünschten Erfolg erreichen. Ausführlichere Informationen zu diesen Themen können Sie auch im Buch von Horst Benesch, *Klopf dich gesund* (siehe S. 214) nachlesen. Gründe für eine Stagnation können sein:

a) Sie klopfen zu allgemein:

Wie bereits in Schritt 1 hingewiesen, ist es wichtig, die Störinformationen aus Ihrem System möglichst spezifisch zu erfassen und zu benennen. »Ich fühle mich unwohl« ist viel zu allgemein gehalten und kann das Klopfen ins Leere gehen lassen. Beantworten Sie folgende Frage im Detail, dann können Sie darauf vertrauen, dass Sie spezifisch genug sind: ***Wie*** *und* ***wo*** *nehmen Sie dieses Unwohlsein wahr?* Als lästiges Schwitzen an den Handinnenflächen, als Übelkeit im Hals, als bedrückende Enge im Brustkorb, die den Atem nimmt, als Schmerz (stechend, ziehend, drückend etc.) im linken Schultergelenk, als schwere, dunkle Traurigkeit auf der Seele? Und beachten Sie zudem das ***Wann*** *des Erscheinens* Ihres Unbehagens (»wenn ich in meiner Vorstellung vom Balkon hinunterschaue, wenn ich die Spinne an der Wand sehe« etc.?).

b) Sie beachten Veränderungen nicht:

Es geschieht immer wieder, dass nach dem Klopfen eines Themas geäußert wird, es habe sich nichts verändert. Bei genauem Hinterfragen, ob wirklich noch alles identisch sei wie vor dem Klopfen, gestehen viele Klienten ein, dass sich doch etwas geändert hat (vgl. Hinweise in Schritt 5, S. 35). Das Klopfen war also vollkommen erfolgreich, zeigt sich jetzt jedoch in einem neuen Aspekt des Problems. Dieses können Sie dann in gewohnter Weise *als neues Thema* mit dem Klopfen angehen. Ein Problem kann aus einem Element bestehen, sich aber auch aus mehreren »Puzzleteilen« (Aspekten) zusammensetzen, das jedes für sich als eigenes Klopfthema bearbeitet werden muss. Erst wenn diese für das Problem wichtigen Aspekte aufgelöst sind, ist eine tief greifende und anhaltende Befreiung möglich. Insofern sprechen wir nicht von schwierigen und leichten Problemen, sondern von einfachen und komplexen. Im letzteren Falle sind Ausdauer und größeres Können erforderlich, um versteckte Themen aufzuspüren und zu befreien.

c) Sie bearbeiten das Problem auf der falschen Ebene:
Wenn es trotz Klopfen nicht weitergeht oder das Unwohlsein erneut erscheint (obwohl es durch die Klopfanwendung zunächst verschwunden war), ist dies oftmals ein Hinweis, dass sich die Störung nicht auf der Ebene bewegt, die Sie beklopft haben. Körper, Seele und Geist sind unterschiedliche Erlebensformen (Schwingungsebenen) unseres irdischen Daseins, die jedoch nicht voneinander getrennt sind, sondern sich überlagern und gegenseitig beeinflussen. Treten Störinformationen in unser System, können sie sich in nur einer oder auch in den anderen Ebenen festsetzen. Lässt sich zum Beispiel ein körperliches Leiden trotz Klopfen auf der physischen Ebene (hier wird nur die körperliche Wahrnehmung der Störung angesprochen, z.B. die Unruhe in den Beinen, den stechenden Schmerz im Brustkorb) nicht oder nur zum Teil auflösen, muss ein emotionaler und/oder mentaler Aspekt im Spiel sein.

✗ Spüren Sie *das verborgene emotionale Thema* beispielsweise mit folgenden Fragen auf:

Was macht es mit mir, dass ich dieses Problem habe?

Wenn es einen emotionalen Hintergrund für dieses Leiden geben würde, was könnte dies sein?

Der immer wieder auftretende Kopfschmerz kann eben erst dann weichen, wenn auch die hintergründige und verborgene Angst, nicht gut genug zu sein (die z.B. ständig antreibt, noch besser sein zu müssen und zu chronischem Stress ausartet), aufgedeckt und aufgelöst worden ist.

✗ *Mentale Blockierungen* erkennen Sie an negativen, limitierenden Gedanken über sich selbst und die Welt. Wie soll der Kopfschmerz verschwinden, wenn sich »Störfeuer« in Form von Gedankenfeldern eingenistet haben, die immer wieder die Information ausstreuen wie: »Egal, was ich tue, es hilft sowieso nichts« oder »Mir darf es nicht gutgehen, ich muss mein ›Päckchen tragen‹«? Erst wenn derartige mentale Erscheinungen (hierfür hat sich der Begriff »psychische Umkehr« eingebürgert) mit der Klopfakupressur geklärt sind, kann sich das Klopfen auch auf die Störungen in der emotionalen und körperlichen Ebene positiv auswirken. Achten Sie also auf Ihre hintergründigen Gedanken, Ihre Selbstgespräche, die Sie hinsichtlich dieses Problems haben, und beklopfen Sie diese vorrangig, zum Beispiel:

»Auch wenn ich dieses Denken habe, dass ich es sowieso nicht schaffen kann, da etwas zu verändern, bin ich vollkommen o.k. und gebe mir die Chance, dass doch noch etwas geht«, und (während Klopfsequenz) »Dieses (alte, wohlbekannte) Denken, dass ich es sowieso nicht schaffen kann, da etwas zu verändern ... dieses Denken, dass ich es sowieso nicht schaffen kann, da etwas zu verändern ... ich gebe mir die Chance, dass doch noch etwas geht ...«

»Auch wenn ich mir nicht erlauben kann, dass es mir gutgeht, dass ich ein leichtes Leben haben darf, warum auch immer – so ist es eben noch –, akzeptiere ich mich voll und ganz und gebe mir die Chance, dass es nicht weiterhin so bleiben muss«, und (während Klopfsequenz) »Dieses innere Verbot, dass es mir gutgehen darf ... dieses innere Verbot, dass ich ein leichtes Leben haben darf ... ich gebe mir die Chance, dass es nicht weiterhin so bleiben muss ...«

Nehmen Sie auch berechtigte Zweifel an der Klopfakupressur ins Visier, sollten diese in Ihrem Kopf eine Rolle spielen:

»Auch wenn ich diese verständlichen Zweifel habe, dass dieses Klopfen überhaupt wirken kann, weil es nicht so einfach gehen kann, bin ich vollkommen o.k. und gebe mir die Chance, dass es doch einfach sein darf. Ich kann es ja offen lassen und mich überraschen lassen. Vielleicht gibt es mehr, als ich weiß, und vielleicht kann ich mehr, als ich von mir weiß«, und (während Klopfsequenz) »Diese verständlichen Zweifel, dass dieses Klopfen überhaupt wirken kann ... so einfach kann es nicht gehen, das Leben ist doch viel komplizierter ... diese verständlichen Zweifel, dass dieses Klopfen überhaupt wirken kann ... ich gebe mir dennoch die Chance, dass es doch einfach sein darf ... vielleicht ist mehr möglich, als ich denke ...«

Ein wichtiger Faktor bei der »psychischen Umkehr« ist auch der »sekundäre Krankheitsgewinn«. Forschen Sie kritisch nach, ob irgendwelche Vorteile für Sie bestehen, das Angstproblem beizubehalten. Es wäre nicht ungewöhnlich, dass sich Themen ergeben, die einer Heilung im Wege stehen, wie etwa als Ausrede, etwas Ungeliebtes tun zu müssen, Aufmerksamkeit und Mitgefühl zu erreichen etc. Gehen Sie ehrlich mit sich »ins Gericht«, um diese bedeutsamen Themen zu finden, und treffen Sie dann bewusst eine Entscheidung für oder gegen die Angst. In letzterem Falle nehmen Sie diese Aspekte ebenfalls in die Klopfanwendung, zum Beispiel:

»Auch wenn ich die Ängste noch brauche, damit ich nicht ... tun muss ...«

Nicht selten tauchen dann auch tiefer liegende Aspekte aus frühen Zeiten auf, die Sie – wie im Buch immer wieder beschrieben – mit der Klopfakupressur auflösen können.
Der Umgang mit den Themen »Aspekte« und »Psychische Umkehr« bei der Anwendung der Klopfakupressur ist bei komplexe-

ren und hartnäckigeren Fällen von entscheidender Bedeutung. Hier sind Ausdauer und vor allem fachlich fundiertes Wissen und Können sowie ausreichende Erfahrung erforderlich, um diese versteckten »Störfelder« aufspüren und bearbeiten zu können. Wenn Sie also der Situation begegnen, dass sich Ihre Ängste (bzw. die Ängste Ihrer Klienten) auch mit Klopfakupressur nicht auflösen lassen, so geben Sie nicht gleich auf. Vertiefen Sie Ihr »Klopf-Wissen« oder wenden Sie sich an erfahrene Klopfakupressur-Anwender. Auch Sie bzw. Ihre Klienten haben es verdient, frei von unnötigen Ängsten zu sein.

ZUSAMMENFASSUNG DER EFT-METHODE

Nach unserer Auffassung liegen der Klopfakupressur drei wesentliche energetische Elemente zugrunde:

1. *Der bewusste Fokus auf die aktuelle Störung,* indem Sie Kontakt zu einem bestehenden emotionalen oder körperlichen Problem bzw. Symptom aufnehmen, sich darauf einstimmen, diese belastende Wahrnehmung möglichst genau beschreiben und während der Klopfprozedur diesen gezielten Fokus beibehalten.
2. *Das Stimulieren der Körperpunkte* mittels Beklopfen in der vorgegebenen Weise.
3. *Der Input neuer Information* in das System, indem Sie während des Klopfens Sätze formulieren, die sich auf dieses Problem bzw. Symptom und deren Auflösung beziehen (wir geben Ihnen in diesem Buch lediglich grundlegende Anregungen, für eine fortgeschrittene Anwendung verwenden wir weitaus mehr gezielten Informationsinput).

Das bewusste Fokussieren auf das Problem (1) stellt den Kontakt zur betreffenden Störung im Energiesystem her. Durch das manuelle Klopfen auf die Meridianpunkte (2) bringen Sie Energie in die Meridianbahnen bzw. das Energiesystem, die zu dieser »Störstelle« fließt und dort das Störfeld durch den Informationsinput (3) positiv beeinflusst bzw. auflöst. Das Ergebnis ist in vielen Fällen unmittelbar wahrzunehmen: Das seelische oder körperliche Unwohlsein lässt sich nur noch schwächer erkennen, hat sich verändert oder ist vollständig verschwunden.

KLOPFVARIANTEN

Im Laufe der Jahre haben sich aus der Erfahrung mit der Klopfakupressur einige hilfreiche und äußerst nützliche Klopfvarianten herausgeschält. Hinsichtlich der Thematik dieses Buches stellen wir Ihnen drei für Sie nützliche Abwandlungen vor, um Ihre »Klopfapotheke« noch reichhaltiger zu bestücken und Sie von äußeren Begebenheiten unabhängiger zu machen.

Klopfen in der Öffentlichkeit

Was tun, wenn sich akutes Angstgeschehen – beispielsweise im Flugzeug, im Bus, auf der Straße oder in Gesellschaft – andeutet bzw. Sie überfällt und Sie nicht verständnislose Blicke und Kommentare wegen des seltsamen Klopfens auf sich ziehen wollen? In derartigen Situationen können Sie zwischen verschiedenen Optionen wählen:

- ✗ Ziehen Sie sich – wenn möglich – für einen Moment ungestört zurück (z.B. auf die Toilette) und beklopfen Sie das akute Unwohlsein.
- ✗ Reiben oder drücken Sie unauffällig im Gesicht und am Körper vereinzelte Punkte, während Sie auf Ihr Missbefinden fokussiert sind und die Sätze lediglich denken.
- ✗ Drücken Sie unauffällig (und im Stillen) Akupunkturpunkte an Handkante (siehe S. 31) und Fingern – beidhändig oder einhändig. Lassen Sie es so aussehen, als ob Sie mit den Fingern spielen würden. Die Fingerpunkte finden sich jeweils in der

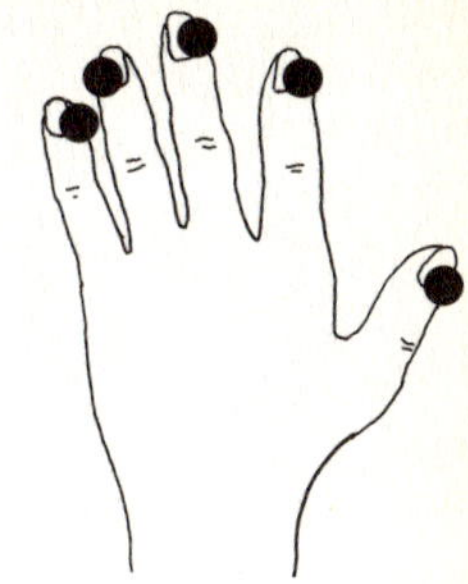

hinteren Biegung der Fingernägel, wie folgende Abbildungen, die Klopfübersicht im Anhang, S. 219 und auf der hinteren Umschlagseite/innen zeigen. *Beim beidhändigen Stimulieren* nehmen Sie die Fingerpunkte mit Daumen und Zeigefinger der anderen Hand »in die Zange« und üben auf die Punkte mit einem (rhythmischen) »Quetschdruck« von jeweils ein paar Sekunden Druck mit dem Daumen aus (Sie brauchen hier also nicht unbedingt zu klopfen). Lediglich beim Ringfinger drücken Sie mehr mit dem Zeigefinger, da der Klopfpunkt an der Außenseite des Nagels liegt.

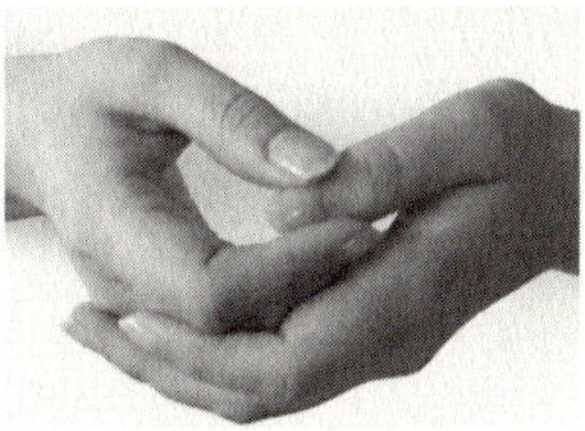
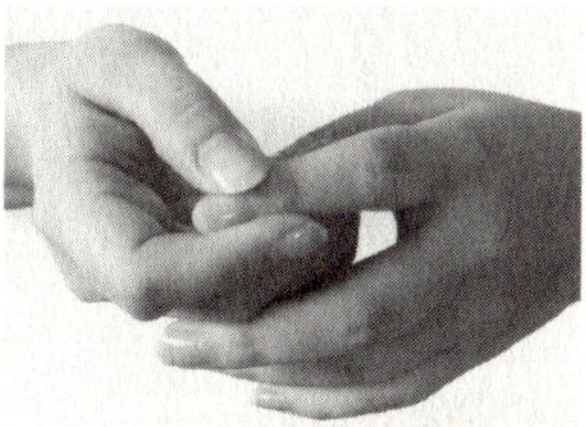
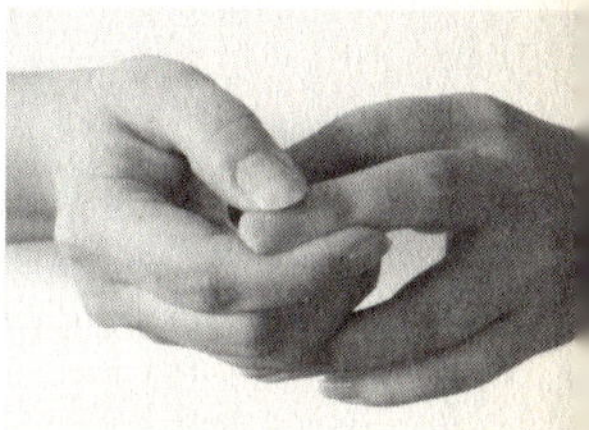
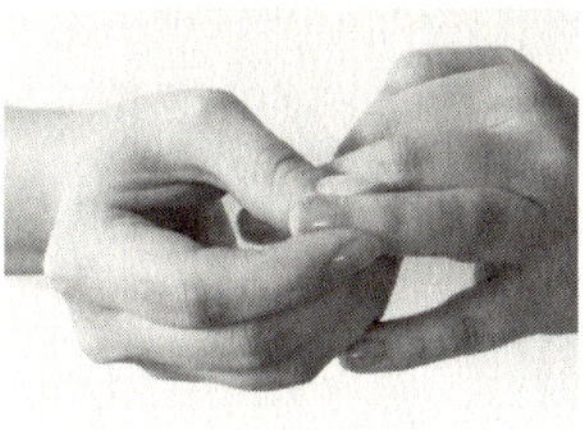
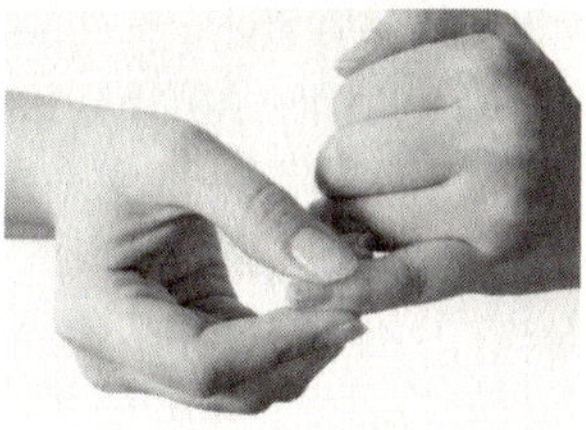

Beim *einhändigen Stimulieren* drücken Sie mit dem Daumen der gleichen Hand (rhythmisch) auf die Punkte der anderen Finger. Der Daumenpunkt wird vom Zeigefinger in Angriff genommen.

✗ Beim *»mentalen Klopfen«* nehmen Sie Kontakt zum Problem auf, denken die entsprechenden Sätze und konzentrieren sich darauf, dass Sie die Klopfpunkte bei sich lediglich in Ihrer Vorstellung stimulieren. Auch dies kann sich positiv auf Ihre Befindlichkeit auswirken. Je intensiver Ihnen diese mentale

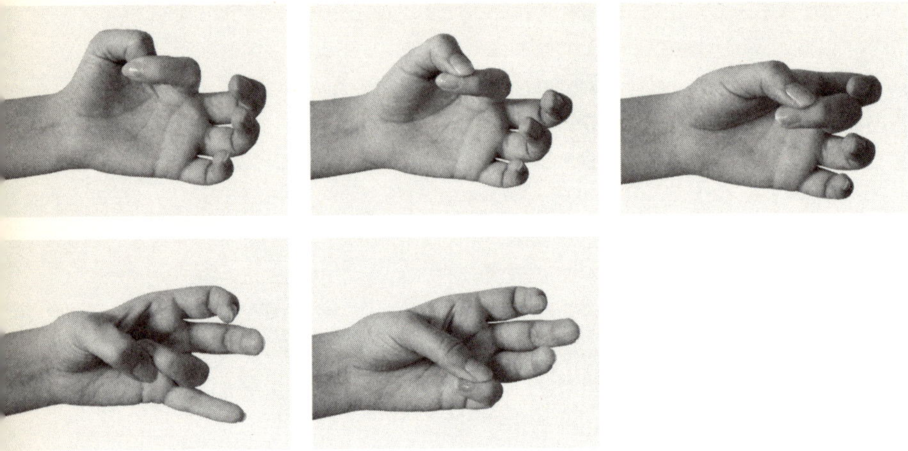

Übung gelingt (manche stellen sich vor, wie ihre Punkte durch die mentale Stimulierung zu blinken beginnen), desto stärker werden die positiven Klopfergebnisse wahrnehmbar sein.

Surrogat- bzw. Stellvertreterklopfen

Bei dieser Variante klopfen Sie das Problem einer anderen Person an sich selbst. Diese Person muss nicht einmal in Ihrer unmittelbaren Nähe sein, sondern kann sich auch Hunderte von Kilometern von Ihnen entfernt befinden. Dies ist vor allem bei kleineren Kindern und Babys (siehe das Buch von Horst Benesch, *Gesunde Kinder mit EFT,* S. 214) und bei Personen angebracht, die wegen einer körperlichen oder mentalen Behinderung/Erkrankung selbst nicht aktiv werden können. Klopfen Sie aber auch unauffällig für Ihren (un) bekannten Sitznachbarn im Flugzeug, der offensichtlich an Ängsten leidet und sich in einem Stresszustand befindet. Weitere Klopfbeispiele mit dieser Klopfvariante finden Sie unter anderem auf den Seiten 106f. und 193.

Sie gehen dabei wie folgt vor:

- Richten Sie Ihren Fokus ganz auf die Person, der Sie »Klopfunterstützung« geben wollen.
- Stimmen Sie sich auf das Unwohlsein dieser Person ein.

- ✗ Führen Sie an sich selbst die Klopfanwendung wie in Schritt 1 bis 4 durch, indem Sie an sich selbst klopfen und dabei die Sätze vor sich hinsagen oder denken oder indem Sie das Klopfen ausschließlich mental durchführen.
- ✗ Bleiben Sie dabei stets im Fokus auf das Unwohlsein dieser Person und senden Sie ihr mit Ihrem Wohlwollen »Klopfwellen«, die Sie durch das Klopfen in Bewegung setzen.
- ✗ Achten Sie auf neue Informationen, die aus dem »Feld« dieser Person in Ihnen auftauchen, und nehmen Sie diese als Klopfthemen.

Anmerkung: Sie brauchen die betreffende Person nicht unbedingt um Erlaubnis zu fragen, wenn Sie vor dem Klopfen die mentale Nachricht vorausschicken, dass Sie es der Person überlassen, ob und was sie von den »Klopfwellen« annehmen will.

»Erlebnistechnik«

Diese Technik wird gerne dafür verwendet, um negative Erlebnisse gründlich aufzuarbeiten. Greifen Sie als Laie oder Anfänger jedoch zunächst nur auf weniger stark belastende Lebensgeschehnisse zurück. Erlebnisse, die mit (sehr) starken Emotionen einhergehen, gehören in die Hände von erfahrenen Klopfanwendern. Doch mit diesem Verfahren gelingt es sehr gut, auch versteckte Aspekte einer Begebenheit, die noch heute negativen Einfluss ausüben, aufzuspüren und auf sanfte und rasche Weise aufzulösen. Das erfreuliche Ergebnis: Diese Geschichte aus Ihrem Leben hat ihre belastende Kraft verloren und ist zu einer neutralen Erinnerung geworden. Gehen Sie in dieser Grundfassung der »Erlebnistechnik« folgendermaßen vor:

- ✗ Wenn es ein belastendes Geschehen in Ihrem Leben gibt, das mit Ihrer Angstproblematik in Zusammenhang stehen könnte, *raten* Sie zunächst auf der 10er Skala (siehe S. 27), welchen Grad an Unwohlsein es in Ihnen erzeugen könnte, wenn Sie sich wieder gedanklich auf dieses Erlebnis einlassen würden, es jetzt aber noch nicht tun. Sie werten also einen *möglichen* Stress ein. Ergibt das Raten eine Null oder Eins, gehen Sie gleich zum nächsten Schritt über, ansonsten klopfen Sie zum Beispiel:

»Auch wenn ich diesen Stress der Stärke Fünf erwarte, wenn ich wieder auf diese Begebenheit aus meinem Leben schauen würde, es aber jetzt nicht tue, akzeptiere ich mich voll und ganz und gebe mir die Chance, diese Stresserwartung aufzulösen, es ist ja nur eine alte Geschichte, die ich schon längst geschafft habe«, und (während Klopfsequenz) »Diese Erwartung von Stress der Stärke Fünf ... diese Erwartung eines mittleren Erdbebens in mir ... wenn ich auf diese Begebenheit aus meinem Leben schauen würde ... es aber jetzt nicht tue ... diese Erwartung von Stress der Stärke Fünf ... ich gebe mir die Chance, ich löse diese Stresserwartung auf ...«

✗ Ist die Erwartungshaltung auf Null oder zumindest auf eine Eins gesunken, finden Sie für diese Begebenheit eine *Überschrift* (z.B. *»In Lebensgefahr«*), ohne jedoch bereits die Inhalte selbst in den Fokus zu nehmen. Sprechen Sie diese Überschrift mehrmals vor sich hin und achten Sie darauf, ob sich eine negative Reaktion in Ihnen einstellt. Wenn ja, werten Sie die aktuelle Belastung ein (z.B. eine Vier) und klopfen Sie dieses Thema, zum Beispiel:

»Auch wenn ich jetzt diese Atembeklemmung der Stärke Vier in meiner Brust verspüre, wenn ich diese Überschrift ›In Lebensgefahr‹ ausspreche, bin ich o.k. und gebe mir die Chance, diese Atembeklemmung jetzt aufzulösen, ich mache mir bewusst, auch diese Situation habe ich gemeistert, sonst wäre ich ja nicht mehr hier«, und (während Klopfsequenz) »Diese Atembeklemmung der Stärke Vier in meiner Brust ... diese Atembeklemmung in meiner Brust ... wenn ich diese Überschrift ›In Lebensgefahr‹ ausspreche ... ich gebe mir die Chance, diese Atembeklemmung jetzt aufzulösen ...«

✗ Blieb bei Erwähnen der Überschrift alles ruhig bzw. hat sich die Belastung durch das Klopfen bis auf mindestens eine Zwei reduziert, greifen Sie aus diesem Ereignis eine kurze »Filmsequenz« heraus (Länge etwa zwei Minuten), in der die entscheidenden Stressmomente stattfanden. Beginnen Sie mit einer Vorsequenz kurz vor Eintreten der negativen Erfahrung, in der »die Welt noch in Ordnung war«, um ersten näheren Kontakt zu dieser vergangenen Begebenheit herzustellen und sich darauf einzustimmen. Lassen Sie dann den »Film« ablaufen. Betrachten Sie dabei Bild für Bild dieser Filmsequenz. Sobald Sie bei einem Bild eine Belastung wahrnehmen, frieren Sie dieses Bild sogleich ein und beklopfen das betreffende spezifische Thema, während Sie weiterhin auf dieses innere Bild schauen, z.B:

»Auch wenn ich wieder diese kalte Erstarrung in mir verspüre, wenn ich mich erinnere, wie ich schreckensbleich in der Gondel sitze, die hilflos im Sturm hin- und herschaukelt und nicht weiterfährt, akzeptiere ich mich voll und ganz und gebe mir die Chance, aus dieser Erstarrung aufzuwachen, denn Gondeln scheinen selbst diese Stürme zu überstehen, sonst wäre ich jetzt nicht mehr hier«, und (während Klopfsequenz) »Diese kalte Erstarrung noch immer in mir ... diese kalte Erstarrung noch immer in mir ... wenn ich mir wieder vorstelle, wie ich schreckensbleich in der Gondel sitze ... die hilflos im Sturm hin- und herschaukelt und nicht weiterfährt ... diese kalte Erstarrung noch immer in mir ... ich gebe mir die Chance, aus dieser Erstarrung aufzuwachen, Gondeln scheinen selbst diese Stürme zu überstehen, sonst wäre ich jetzt nicht mehr hier ...«

✗ Klopfen Sie dieses Unwohlsein bei dieser Vorstellung bis auf Null und gehen Sie dann wieder zur Vorsequenz, wo Sie den »Film« erneut von Anfang an bis zum nächsten belastenden Bild durchlaufen, bei dem Sie diesen neuen Aspekt mit der Klopfakupressur angehen. Nachdem Sie auch diese Störung beseitigt haben, fangen Sie erneut bei der Vorsequenz an usw.

- ✗ Ist die »Filmsequenz« vollständig zu Ihrer Zufriedenheit bearbeitet, lassen Sie nochmals den gesamten »Film« vor Ihrem inneren Auge vorbeiziehen und achten Sie dabei auf Reststörungen, die Sie ebenfalls gleich beklopfen. Bleiben Sie schließlich von negativen Wahrnehmungen verschont, obwohl Sie dieses Erlebnis intensiv von allen Seiten betrachten, haben Sie tief greifende emotionale Befreiung erreicht, sodass sich – sollte dieses Ereignis mit einer vorhandenen Angst in Verbindung gestanden haben – auch diese Angst oder ein guter Teil davon aufgelöst haben könnte.

Notfallklopfen

Sind Sie in akuter Not und steht die Angst wie ein »Dämon« vor Ihnen, macht es wenig Sinn, Setup und Erinnerungssätze zu formulieren und das gesamte Klopfprozedere folgen zu lassen. Schauen Sie auf Ihre Angsterscheinungen und beklopfen Sie unentwegt einen oder mehrere Punkte (z.B. »Unter dem Auge«, siehe S. 30, oder Schlüsselbein/Brustbein, siehe S. 31). Folgen Sie instinktiv Ihren »Klopfimpulsen«, die Sie ganz automatisch und intuitiv ausführen werden, wenn Sie das Klopfen in Ihr Leben integriert haben. Da Sie in dieser akuten Notlage auf Ihr Problem eingestimmt sind, bräuchten Sie keine Sätze formulieren, doch kann dies durchaus auch in dieser Situation von Vorteil sein – sofern Sie dazu noch fähig sind. Klopfen Sie also und sprechen Sie einfach zu sich, was Ihnen in den Sinn kommt, zum Beispiel:

> *»Diese große Angst ... diese große Angst ... ich überstehe das nicht ... vielleicht muss ich jetzt sterben ... diese unheimliche Angst ... wie soll ich das schaffen ... ich bekomme keine Luft mehr ... ich halte es nicht aus ... ich muss hier raus ... Hilfe, ich sterbe ... ich überstehe das nicht ...diese große Angst ...«* [Klopfen Sie ohne Pause, bis sich wieder Entspannung bemerkbar macht. Und atmen Sie möglichst tief dabei ein und aus.]

Hinweis: Diese Anregungen sollen für eine Notsituation gelten. Treten diese Anfälle gehäuft auf, ist es dringend angeraten, medizinische und fachliche Unterstützung aufzusuchen!

Wenn Sie die auf den vorangegangenen Seiten geschilderten theoretischen Aspekte der Klopf-Grundlagen sorgfältig gelesen und verinnerlicht haben, sind nun gute Voraussetzungen geschaffen, um sich an die praktische Anwendung der Klopfakupressur bei spezifischen Ängsten und Phobien heranzuwagen. Der folgende praktische Teil gibt Ihnen hierzu genauere Anleitung und viele Anregungen.

WICHTIGE HINWEISE

Beachten Sie die folgenden Hinweise bei der Anwendung der hier beschriebenen Klopfakupressur-Methode bei sich selbst oder bei anderen:
Die hier dargestellte Methode ersetzt keine Konsultation bei einem Arzt, Heilpraktiker oder Psychotherapeuten. Eine sichere medizinische oder psychologische Diagnose muss – wo angezeigt – einer gewählten Selbstbehandlung oder Fremdanwendung stets vorangehen. Es wird an dieser Stelle eindringlich abgeraten, irgendwelche Medikation von sich aus abzusetzen bzw. zu verringern. Dies sollte erst nach einem Gespräch mit Ihrem Arzt, Heilpraktiker oder Therapeuten geschehen.
Durch diese Methode sind gewöhnlicherweise Nebenwirkungen nicht zu erwarten, doch kann dies für den Einzelfall nie ganz ausgeschlossen werden. Daher weisen wir darauf hin, dass Sie die volle Verantwortung in körperlicher wie in psychischer Hinsicht übernehmen, wenn Sie die Klopfakupressur anwenden. Sollten Sie anderen damit helfen wollen, erinnern Sie diese an ihre eigene Verantwortlichkeit.

Anmerkung: Die Fallbeschreibungen stammen meist aus unserer Klopfpraxis und den Seminaren, teils sind sie der vormaligen Website von Gary Craig (jetzt zu finden unter www.eft-universe.com) entnommen und zusammenfassend von den Autoren übersetzt. Letztere haben wir jeweils mit einem (G.C.) versehen. Bemerkungen in *eckigen Klammern* geben unseren eigenen Kommentar wieder. Bei unseren Beispielen haben wir die Namen aus Gründen der Anonymität durch einen Buchstaben ersetzt.

PRAXIS

EINFÜHRUNG

In diesem praktischen Teil blicken wir ganz spezifisch auf einige weitverbreitete Ängste und Phobien und geben Anregung und Anleitung zur (Selbst)Hilfe mittels der Klopfakupressur. Um es nochmals zu erwähnen: Beachten Sie jedoch, dass Sie sich als Laie oder Anfänger nur an Themen wagen, die Sie auch bewältigen können. Bei zu erwartender größerer emotionaler Belastung wenden Sie sich bitte an erfahrene Klopfakupressur-Therapeuten.
Zunächst machen wir Sie mit einigen grundlegenden Vorgehensweisen vertraut, die sich aus unterschiedlichen Ausgangssituationen ergeben. Anhand dieser Beschreibungen erhalten Sie einen Leitfaden der Anwendung der Klopfakupressur auch auf in diesem Buch nicht angeführte Ängste. Und wir geben – der Vollständigkeit halber – einige Klopfhinweise zu dem Problem der »allgemeinen Angstzustände«, die nicht einem spezifischen Objekt oder einer bestimmten Situation zuzuordnen sind.
Sie werden im weiteren Verlauf der Ausführungen zu den einzelnen Ängsten immer wieder feststellen, dass wir uns im Grundvorgehen wiederholen, dabei aber dennoch spezifische Abwandlungen vornehmen. Dies ist bewusst gewollt. Zum einen können Sie als Leser gleich gezielt bei Ihrem ganz bestimmten Problem bzw. Interesse nachschlagen und die Klopfprozedur darauf anwenden, ohne unbedingt andere Abschnitte in diesem praktischen Teil lesen zu müssen. **Als Klopfanfänger sollten Sie jedoch in jedem Falle das Kapitel »Die Klopfakupressur« ab Seite 25 verinnerlicht haben.** Zum anderen werden Sie mithilfe dieser angepassten Wiederholungen und den dazugehörigen Fallbeispielen – wenn Sie dieses Buch ganz studieren – mit der Klopfroutine bei spezifischen Ängsten und Phobien bestens vertraut gemacht, sodass Sie ein sicheres Fundament für die Anwendung erhalten.

Es soll durch die teilweise vereinfachten Darstellungen und die Auswahl der Beispiele, die wir manchmal auf wesentliche Aspekte verkürzt haben, nicht der Eindruck erweckt werden, dass es immer so einfach und schnell geht, sich von Ängsten und Phobien zu befreien. Dieser praktische Ratgeber soll in die Materie einführen und im Sinne des EFT-Begründers Gary Craig Voraussetzung für Selbsthilfe auch bei Laien oder Klopfanfängern schaffen, sodass wir uns schwerpunktmäßig auf »einfachere« Zusammenhänge beschränken. Sie finden dennoch genügend Fälle, bei denen sich ein Netz komplexer Themen hinter einer Problematik versteckt, die viel Ausdauer, fachliches Geschick und Einfühlungsvermögen verlangen.
Die fachliche Weiterbildung für komplexes Angstgeschehen kann in diesem Buch nicht geleistet werden, sondern muss Thema in dafür vorgesehenen Seminaren und Kursen sein. Dann können Sie auch in »hartnäckigeren« und scheinbar unlösbaren Fällen überraschende positive Ergebnisse erreichen.

GRUNDLEGENDE AUSGANGSSITUATIONEN

EINFACH ODER KOMPLEX ODER GANZ ANDERS?

Wir können hinsichtlich Ängsten und Phobien vier Situationen begegnen:

1. *Die Angst bzw. Phobie bezieht sich nur auf ein einziges Thema* (Aspekt), ist also sehr einfach »gestrickt«. Mithilfe der Klopfakupressur lässt sich in diesen Fällen sehr rasch eine Angstbefreiung erreichen. So kann beispielsweise bei einer Spinnenphobie das Beklopfen der Angstreaktionen aufgrund einer lediglich oberflächlichen Vorstellung von einer Spinne bereits zur anhaltenden Angstfreiheit führen. Falldarstellungen zu dieser Kategorie finden Sie unter anderem auf den Seiten 82 und 103.

2. *Es handelt sich um eine komplexe Phobie*
- ✗ Sie setzt sich aus einer Vielzahl von Aspekten zusammen. In diesem Fall hatte das Beklopfen der Reaktionen aus 1. die Ängste zunächst aufgelöst, doch zeigen sich die Angstreaktionen später erneut. Hinterfragt man die Situation genauer, lässt sich leicht feststellen, dass neue Aspekte für diese wieder aufgetauchten Reaktionen verantwortlich sind, die bei der erstmaligen Vorstellung nicht vorhanden waren. So hatte die betreffende Person zum Beispiel nur eine statische Spinne in ihrem inneren Blickfeld und sieht sich nun einer sich bewegenden Spinne gegenüber. Vor dem Klopfen kann man nicht wissen, aus wie vielen tragenden »Puzzleteilen« die Phobie besteht. Solange noch Reaktionen vorhanden sind, gilt es also, nach diesen Aspekten zu suchen (ein weiterer Aspekt wäre die »psychische Umkehr«, siehe S. 41 f.).

✗ Mehrere Erlebnisse haben ihre energetischen »Störfelder« hinterlassen. In der Kindheit wurde beispielsweise einem Mädchen ein Streich gespielt und ihm eine größere Spinne ins Bett gelegt, oder es lief ihm eine Spinne unversehens über die Hand, es ließ sich eine Spinne auf seinem Kopf nieder oder das Mädchen hatte einen angsterzeugenden Film mit Spinnen gesehen etc. Mit der »Erlebnistechnik« von Seite 47 ff. werden diese einzelnen Aspekte gezielt aufgearbeitet und noch bestehende »Störfelder« beseitigt. Falldarstellungen zu dieser zweiten Kategorie finden Sie u.a. auf den Seiten 118, 129 und 136.

3. *Es geht um eine »multiple Phobie«.* Gar nicht selten vereinigen sich nämlich unter einem Angstgeschehen mehrere spezifische Phobien. Diese Erscheinung findet sich zum Beispiel bei der Flugangst, die oftmals gar keine Flugangst im eigentlichen Sinne ist, sondern sich als ein Aufeinandertreffen von Platzangst (in der Enge im Flugzeug eingesperrt sein), Angst vor Kontrollverlust und Ausgeliefertsein (man kann selbst nichts mehr tun), Höhenangst und einer Angst vor Menschenansammlung entpuppen kann. Ob es sich nun um eine multiple Phobie oder um eine isolierte Phobie handelt (Letztere kann sich auch in unterschiedlichen Situationen zeigen, denen jedoch nur eine einzige Phobie zugrunde liegt, wie etwa Platzangst, die sich im Lift, im Restaurant, in der Sauna, in der Straßenbahn, im Auto manifestiert): Sie bearbeiten – wie in diesem Buch vielerorts beschrieben – die jeweiligen aktuellen Angsterscheinungen mit der Klopfakupressur und klopfen diese Themen so lange, bis Sie angstfrei geworden sind. Erscheint Ihnen dieses Unterfangen zu komplex und zu schwierig, lassen Sie sich von einem erfahrenen Klopfanwender helfen, der sich auf die Anwendung der Klopfakupressur bei Ängsten und Phobien versteht.

4. *Die Angst ist nicht das eigentliche Thema, sondern hilft, dieses zu verdecken.* In einem solchen Fall wird die Anwendung der Klopf-

akupressur auf die vorhandene Phobie zu keinem (anhaltenden) positiven Ergebnis führen. Das Mädchen mit der Spinnenphobie aus Punkt 2 kann ihre Ängste vielleicht nicht loslassen, weil sie dadurch besondere Aufmerksamkeit bekommt, gewisse unliebsame Dinge deshalb nicht tun oder mit der Mutter solidarisch sein muss, die bei Spinnen selbst in Panik ausbricht. Derlei Themen müssen aufgedeckt und gelöst werden, bevor sich die Spinnenphobie verabschieden kann.

Es ist wichtig, sich dieser Unterscheidung stets bewusst zu sein, wenn sich die gewünschten Erfolge nicht zeigen wollen, weil Sie sonst möglicherweise gleich »die Flinte ins Korn werfen«. Wir können nicht von Anfang an wissen, ob sich eine Störung als eine »einfache« oder »komplexe« Angelegenheit erweist, dies lässt sich erst anhand der jeweiligen Klopfergebnisse feststellen.
Denken Sie also daran: Wenn Ängste trotz Klopfen weiterhin bestehen, handelt es sich um eine der oben genannten Varianten oder auch um andere Faktoren, die wir auf den Seiten 39ff. angesprochen haben und die möglicherweise fachlicher Klopfhilfe bedürfen.

KLOPFAUSGANGSSITUATIONEN

Sie werden in den folgenden Abschnitten »Spezifische Ängste und Phobien von A – Z« immer wieder drei grundlegenden Ausgangssituationen begegnen:

1. *Akute Angstreaktionen:* Hier richten Sie Ihren Fokus auf das *gegenwärtig vorhandene Unwohlsein in der Akutsituation,* das Sie ganz spezifisch mit der Klopfakupressur angehen. Ist eine unmittelbare Klopfanwendung in der Akutsituation nicht angezeigt oder möglich, sollten Sie umgehend nach dieser unguten Begebenheit noch vorhandene akute Restbelastungen beklopfen und

eventuell mit dem unter Punkt 2 erwähnten Vorgehen verbinden (Beispiele siehe Seiten 68f. und 103).

2. *Bereits bestehende Angstproblematik, die momentan akut nicht vorhanden ist:* Hier ist es sinnvoll, die Anwendung der Klopfakupressur in einer sogenannten »Trockenübung« durchzuführen. Gehen Sie in Ihrer Vorstellung in angstbesetzte Situationen und beklopfen Sie das dabei auftretende Unwohlsein so lange, bis Ihre inneren Bilder störungsfrei bleiben. Beispiele hierzu finden Sie unter anderem auf den Seiten 93, 109, 124 und 138.

3. *Angstproblematik, die momentan akut nicht vorhanden und bestimmten Erlebnissen zuzuordnen ist.* Bearbeiten Sie diese »alten Geschichten« mit der ab Seite 47 beschriebenen »Erlebnistechnik«. Beispiele hierzu geben wir Ihnen unter anderem auf den Seiten 73, 94f., 110, 138 und 188.

Beachten Sie, dass unter den Punkten 2 und 3 die sogenannte *Erwartungsangst* eine bedeutende belastende Rolle einnehmen kann, die Sie gezielt mit der Klopfakupressur bearbeiten müssen, um Angstfreiheit zu gewährleisten. Anregungen zu diesem Thema haben wir im Abschnitt »Die Angst vor der Angst« ab Seite 65 und anhand der Beispiele auf den Seiten 70 und 118 gegeben.

Wichtiger Hinweis: Wollen Sie Ihre Klopfergebnisse »vor Ort« testen, erzwingen Sie nichts, sondern unternehmen Sie erst den nächsten Schritt der Konfrontation, wenn Sie sich jeweils sicher und frei von Belastung fühlen (siehe auch S. 37). Mit der Klopfakupressur müssen Sie sich nicht großen Ängsten aussetzen, keine Mutproben absolvieren und »Ängste überwinden«, sondern können in erstaunlicher Leichtigkeit zur gewünschten Angstfreiheit gelangen. Und nehmen Sie stets zur eigenen Sicherheit eine zweite Person als Begleitung mit, die für alle Fälle bereitsteht.

SPEZIFISCHE ÄNGSTE UND PHOBIEN VON A – Z

Sie erhalten in den nächsten Abschnitten viele Anregungen, wie Sie die Klopfakupressur konkret auf bestimmte Ängste und Phobien anwenden, wie Sie die Klopfsätze formulieren und was im Einzelnen noch zu beachten ist. Notwendigerweise beschränken wir uns weitgehend auf Grundformen, die als Ausgangspunkt für Experimentierfreude dienen sollen, und geben auch hierfür an verschiedenen Stellen praktische Beispiele für eine fortgeschrittenere Herangehensweise. Wie erwähnt, haben wir für dieses Buch eine Auswahl von verbreiteten Störungen aufgeführt, doch können Sie – wenn Sie einmal das grundlegende Prinzip verstanden haben – die Klopfakupressur auf weitere, hier nicht angeführte Ängste übertragen.

ALLGEMEINE ANGST (GENERALISIERTE ANGSTSTÖRUNG)

Wesentliches Erkennungsmerkmal dieser Form von Angst ist, dass sie als Dauerzustand allgemeinerer Art auftritt, das heißt, sie lässt sich nicht auf bestimmte Objekte oder Situationen beschränken und schwingt irgendwie stets – mehr oder minder akut – im Leben der Betroffenen mit, weshalb man auch von einer »frei flottierenden Angst« spricht. Die Symptomatik weist wie bei anderen Angststörungen eine große Bandbreite auf und wird unter anderem von ständiger Nervosität, innerer Unruhe und Anspannung, Zittern, Muskelverspannungen, Schwitzen, Übelkeit, Herzklopfen, Schwindelgefühlen, Konzentrations- und Schlafstörungen und ständigen Befürchtungen bestimmt, dass einem selbst oder Nahestehenden etwas zustoßen könnte.

Sie haben es hier mit einem globaleren, vielschichtigen Angstgeschehen zu tun, hinter dem sich oftmals zahlreiche tiefer liegende Aspekte und psychische Umkehrungen (siehe S. 41 f.) verbergen, was Geduld, Ausdauer und Können verlangt.

Hier einige Hilfestellungen für dieses Problem:

a) Beklopfen Sie *akute Symptomatik* so oft wie möglich und erlauben Sie sich, auch unbestimmte Inhalte in Ihre Formulierungen zu übernehmen (die Wahrnehmungen von Angst sind öfters diffus). Je mehr Sie klopfen, desto besser, zum Beispiel:

✗ *»Auch wenn ich schon wieder diese unruhige Anspannung in meinem ganzen Körper spüre, die einfach nicht gehen will und mich schon so lange verfolgt und ich auch gar nicht weiß, woher sie kommt, bin ich vollkommen o.k. und gebe mir die Chance, diese Anspannung jetzt aufzulösen«*, und (während Klopfsequenz) *»Diese unruhige Anspannung ... diese ständige unruhige Anspannung, die einfach nicht gehen will ... die mich schon so lange verfolgt und ich auch gar nicht weiß, woher sie kommt ... diese ständige unruhige Anspannung in meinem ganzen Körper ... ich gebe mir die Chance, diese Anspannung jetzt aufzulösen ...«*

✗ *»Auch wenn ich dieses diffuse bedrohliche Gefühl in mir habe, das ich mit Angst verbinde ...«*

✗ *»Auch wenn ich dieses Unbehagen in mir trage, das mich überall hin begleitet und mir die Lebensfreude raubt ...«*

b) Gibt es *bestimmte Gedanken und Vorstellungen*, die in Ihnen Angststress auslösen? Was genau nehmen Sie bei diesem Geschehen in Ihrem Kopf wahr? Oder fühlen Sie Enge in Ihrer Brust, wird der Atem flach, beginnen Sie zu schwitzen oder verkrampft sich etwas in Ihnen? Was auch immer Sie dabei feststellen: Gehen Sie diese akute Symptomatik gezielt mit der Klopfakupressur an, so wie wir es schon beschrieben haben, zum Beispiel:

✗ *»Auch wenn sich mein Brustkorb zusammenkrampft, wenn ich mir schon wieder ausmale, was mir heute alles Schlimmes passie-*

ren kann, akzeptiere ich mich voll und ganz und frage mich, ob mir nicht auch einmal Angenehmes in meinem Leben begegnet ist«, und (während Klopfsequenz) *»Dieses Zusammenkrampfen in meinem Brustkorb ... wenn ich mir schon wieder ausmale, was mir heute alles Schlimmes passieren kann ... dieses Zusammenkrampfen in meinem Brustkorb ... ich frage mich, ob mir nicht auch einmal Angenehmes in meinem Leben begegnet ist ...«*

c) *Wie lange* kennen Sie schon diesen allgemeinen Angstzustand? Gab es damals Angsterlebnisse? Wenn ja, bearbeiten Sie diese mit der »Erlebnistechnik« (siehe S. 47 ff.).

d) Hatten Sie *Angstvorbilder* (z.B. ängstliche Eltern)? Welche inneren Bilder Ihrer Mutter/Ihres Vaters erscheinen in Ihnen und was macht dies mit Ihnen? Lösen Sie Störungen mit der Klopfakupressur auf. Reicht diese Angstgeschichte sogar so weit zurück, dass Sie bereits im Mutterleib mit Angstgefühlen Ihrer Mutter konfrontiert wurden? Auch dieses Thema können Sie allgemein beklopfen, zum Beispiel mit: *»Auch wenn ich schon im Bauch meiner Mutter mit Ängsten gefüttert wurde und diese immer noch in mir herumtrage, als ob es etwas Wertvolles ist, akzeptiere ich mich voll und ganz und gebe mir die Chance, diese Ängste jetzt freizulassen, denn es sind ja die Ängste meiner Mutter und nicht meine ...«*.

e) Wurden Sie in Ihrem jungen Leben mit ständigen wohlwollenden *Sorgen, Angstweisheiten und Ermahnungen zur Vorsicht* attackiert? Nehmen Sie diese Informationen in Ihren Klopffokus, zum Beispiel: *»Auch wenn noch immer diese ständige Ermahnung ›Pass auf‹ mein Leben bestimmt und mich bei allem lähmt, was ich unternehme, akzeptiere ich mich voll und ganz. Es ist kein Wunder bei meiner Geschichte, dass es noch so ist, aber ich gebe mir die Chance, diesen Griff zu lockern, denn aufpassen kann ich sowieso, das habe ich gelernt«*, und (während Klopfsequenz) *»Dieses ständige ›Pass auf‹ in meinem Leben ... dieses ständige ›Pass auf‹ in meinem Leben, das ich* *von klein an kenne ... das mich bei allem lähmt, was ich unternehme ... dieses ständige ›Pass auf‹ in meinem Leben, als ob überall Gefahren lauern würden ... ich gebe mir die Chance, diesen Griff zu lockern, denn aufpassen kann ich sowieso, das habe ich gelernt ...«*

Gehen Sie bei dieser Art von Angst davon aus, dass Sie Ausdauer benötigen. Nehmen Sie immer wieder auftretendes Unwohlsein zum Anlass, dieses zu beklopfen, bis Sie davon befreit sind. Werfen Sie auch einen Blick in Ihre Angstvergangenheit (siehe Punkte c, d und e) und lösen Sie belastende Erinnerungen und Gedanken mit der Klopfakupressur auf. Sie werden bald merken, dass Sie erste positive Früchte ernten, indem Sie mehr und mehr entspannen, sich leichter fühlen, dass vermehrt »Sonne« in Ihren Alltag einkehrt, weil die »Angstwolken« zusehends verschwinden.

Herr W., Ende dreißig, zeigte nach einem Burnout mit Schwindel und Hörsturz zunehmend »diffuse Angstgefühle und eine unbegründete allgemeine Unruhe«, an denen auch der Aufenthalt in einer psychosomatischen Klinik nicht viel veränderte. Bei unserer ersten Begegnung berichtete er von akuter Unruhe der Stärke acht. Wir klopften zum Beispiel: *»Auch wenn ich diese unbegründete Unruhe in mir habe, die ich ständig mehr oder weniger mit mir herumtrage, akzeptiere ich mich voll und ganz und gebe mir die Chance, diese Unruhe jetzt aufzulösen«*, und (während Klopfsequenz) *»Diese unbegründete Unruhe in mir ... die ich ständig mit mir herumtrage ... ich gebe mir die Chance, diese Unruhe jetzt aufzulösen ...«* Nach ein paar Klopfrunden und längerem zögerlichen Überlegen wertete er die vorhandene Unruhe mit einer »Sechs komma fünf« ein. Auf die Frage, ob er irgendwelche Zweifel hege, dass sich derart einfach etwas verändern könne, bestätigte er diese Vermutung. Wir klopften also: *»Auch wenn ich diese verständlichen Zweifel an dieser ›Klopferei‹ habe, akzeptiere ich mich voll und ganz, ist doch klar, dass sie da sind, ich habe schon so viel probiert, nichts hat geholfen. Und jetzt soll dieses Klopfen mehr bewirken? Aber ich gebe mir die*

Chance und lasse mich überraschen, vielleicht geht es doch einfacher, als ich denke«, und (während Klopfsequenz) *»Diese verständlichen Zweifel ... aber ich gebe mir die Chance, vielleicht geht es doch einfacher, als ich denke ... «* Während wir dies klopften, entglitt ihm ein spontaner und tiefer Atemzug.

Auf die Frage, ob sich etwas verändert habe, antwortete er überrascht, dass er sich schon viel entspannter fühlen würde. Er wertete seine Unruhe jetzt mit einer Drei ein. Wir klopften diese restliche Unruhe mit ein paar Runden, bis er plötzlich äußerte, »er habe ständig diesen Stress, dieses Gefühl, es nicht zu schaffen« [es passiert immer wieder, dass während des Klopfens Themen auftauchen, die zuvor in keinen Zusammenhang gebracht worden wären]. Dieses Thema erzeugte erneut einen Anstieg in seiner Unruhe und er verspürte einen leichten Anflug von Angstgefühl in seinem Bauch, was wir sogleich angingen mit: *»Auch wenn ich diese Unruhe jetzt wieder stärker in mir spüre und sogar diese Angst in meinem Bauch, wenn ich mit diesem Thema ›es nicht schaffen‹ in Kontakt komme, akzeptiere ich mich voll und ganz und erlaube mir, mich wieder zu entspannen ... «* Das Beklopfen weiterer Aspekte zu diesem Themenkreis war erforderlich, bis die Angst verschwand und die Unruhe auf eine Drei zurückkehrte. Der Aspekt, es nicht zu schaffen, blieb jedoch weiterhin im Vordergrund.

In der nächsten Sitzung griffen wir dieses Thema wieder auf: Er fühlte sich noch kribbelig. Wir klopften: *»Auch wenn ich dieses Kribbelige in meinem Körper habe wegen dieses Gefühls, es nicht zu schaffen, woher dies auch immer kommen mag ... «* Während des Klopfens drängte sich eine ungewohnte und doch bekannte Traurigkeit in ihm auf (Einwertung mit Sechs), die wir in den Klopffokus nahmen: *»Auch wenn jetzt diese Traurigkeit in mir hochkommt, die mir irgendwie bekannt ist, wenn ich in Kontakt mit dem Thema ›Ich schaffe es nicht‹ bin ... «* Er musste weinen: Seine Mutter war vor seinen inneren Augen erschienen, sie wirkte sehr traurig und ängstlich. Ich ließ ihn weiter auf seine ängstliche und traurige Mutter schauen, während er klopfte: *»Diese Tränen in mir ... dieser Schmerz in mir ...*

wenn ich auf meine Mutter schaue und ihrer Traurigkeit und ihren Ängsten begegne ...« [Anmerkung: Ist der Klient in emotionaler Bewegung, lassen wir oft das Setup weg.] Und er erinnerte sich unter Tränen, dass sie immer Angst um ihn gehabt und er immer wieder vergeblich versucht hatte, ihr die Ängste zu nehmen, indem er sich in seinem Leben stark einschränkte, ihr beweisen wollte, dass er stark genug ist, alles zu schaffen. So fühlte er sich noch immer angetrieben, nicht zu versagen. Ein großes zugrundeliegendes Thema stand jetzt deutlich vor ihm, dem er in seinem Leben stets ausgewichen war.

Vorhandene Traurigkeit und Tränen bei dieser Begegnung mit seiner alten Wahrheit sowie weitere Aspekte über die Ängstlichkeit der Mutter (sie hatte Mann und ihr erstes Kind vorzeitig durch Tod verloren), von der er einiges an Angst übernommen hatte (Erlebnisse mit ihrer Angst, seine Versuche, es ihr recht zu machen etc.), wurden in mehreren Sitzungen mit dem Klopfen bearbeitet. Das Leben von Herrn W. veränderte sich danach zunehmend in positiver Weise: Er konnte mit innerer Ruhe der Traurigkeit und Angst seiner Mutter begegnen und fühlte sich insgesamt angstfreier, leichter und freudvoller.

DIE ANGST VOR DER ANGST (ERWARTUNGSANGST)

Es ist nicht selten, dass sich nach Angsterleben eine Angst vor einem neuerlichen Angstgeschehen entwickelt. Die davon Betroffenen sind verunsichert und malen sich im Geiste alle möglichen Katastrophenszenarien mit negativem Ende aus, die in ihnen – trotz gegenwärtigem »sicheren Hafen« – Angstsymptome erzeugen. So ist es nicht verwunderlich, dass die Aussicht auf erneute Konfrontation mit einer vergangenen Angstsituation, wie etwa mit dem Lift fahren, eine Flugreise antreten, einen Vortrag halten etc., zu großem Stress führt. Und es ist verständlich, dass zum

Beispiel nach einem Herzanfall stete Besorgnis herrscht, es könnte wieder geschehen, nach ersten möglichen Anzeichen für eine erneute Attacke gesucht (und gefunden) wird und sich keine Ruhe und Entspanntheit einstellt (siehe Herzphobie, Seite 116). Wie die Gehirnforschung herausgefunden hat, unterscheidet das Gehirn nicht, ob es sich lediglich um eine Vorstellung (Einbildung) oder um eine reale Situation handelt – es arbeitet in ähnlicher Weise und löst bei diesen negativen Gedanken entsprechende Alarmreaktionen in Körper und Seele aus. Aber auch hier können Sie mit der Klopfakupressur regulierenden Einfluss nehmen:

a) Achten Sie bewusst auf angsterzeugende »Katastrophen«-Gedanken und Sorgen und machen Sie die Tatsache der allgemeinen Angsterwartung zum Thema, zum Beispiel: *»Auch wenn ich in meinen Gedanken schon wieder erwarte, dass diese schlimme Reaktion kommen muss, nur weil es bisher so war, akzeptiere ich mich voll und ganz und gebe mir die Chance, dass es dieses Mal ganz anders wird. Vielleicht bin ich doch keine Maschine und es muss nicht immer so bleiben, wie es war«*, und (während Klopfsequenz) *»Diese schweren Gedanken, die erwarten, dass diese schlimme Reaktion wieder kommen muss ... als ob es immer so bleiben muss, wie es war ... diese schweren Gedanken, die erwarten, dass diese schlimme Reaktion wieder kommen muss ... vielleicht bin ich doch keine Maschine und es muss nicht immer so bleiben, wie es war ...«*

b) Beklopfen Sie spezifische Angstreaktionen aufgrund von Gedanken an bestimmte Situationen (dieser Punkt begegnet Ihnen im weiteren Verlauf des Buches immer wieder unter dem Begriff der »Trockenübung«), zum Beispiel: *»Auch wenn ich in mir wieder diese Angst spüre und meine Hände feucht werden, wenn ich nur ans Liftfahren denke, bin ich o.k. und gebe mir die Chance, zu entspannen, und frage mich, wo die ganzen Leute hingekommen sind, die tagtäglich Lift fahren«*, und (während Klopfsequenz) *»Diese Angst in mir ... diese feuchten Hände ... bei dem Gedanken an Lift-*

fahren ... diese Angst in mir ... diese feuchten Hände ... ich gebe mir die Chance, ich entspanne mich, anscheinend kommen die Leute doch immer wieder heraus ...«

c) Wichtig ist es, Angsterlebnisse in Ihrem Leben mithilfe der »Erlebnistechnik« (siehe S. 47 ff.) gründlich zu bearbeiten, damit entstandene »Störfelder« entdeckt und aufgelöst werden. Solange diese noch immer in Ihrem System aktiv sind, bilden sie einen Nährboden für weitere negative Gedanken und Gefühle und damit für Ihre Ängste.

d) Erlauben Sie sich sogar Vorstellungen, wie leicht es Ihnen wieder fällt, Lift zu fahren bzw. Ihrem Herzen zu vertrauen. Geht nicht? Dann klopfen Sie zum Beispiel: *»Auch wenn ich es mir nicht gestatten kann, mir vorzustellen, wie einfach ich Lift fahren kann, obwohl es mir nicht schwerfällt, in die andere Richtung zu denken, bin ich vollkommen o.k., so bin ich es eben in meinem Denken gewohnt. Aber ich gebe mir die Chance, dass Gewohnheit nicht immer gleich bleiben muss, ich kann es auch zur Gewohnheit werden lassen, anders zu denken«*, und (während Klopfsequenz) *»Diese Blockade zu denken, wie einfach ich Lift fahren kann ... diese Blockade zu denken, wie einfach ich Lift fahren kann ... dieses gewohnte negative Denken ... ich gebe mir die Chance, eine neue Denkgewohnheit zu bilden ...«* *Zur Erinnerung:* Gedanken sind frei – in beide Richtungen! Und diese neue positive Vorstellung ist für Ihr Gehirn ebenso »real« wie die gewohnten Einbildungen.

AGORAPHOBIE

Während sich dieser Begriff ursprünglich lediglich auf eine »Angst vor dem Marktplatz« oder »Angst vor öffentlichen Plätzen« bezog, kamen im Laufe der Zeit weitere Situationen hinzu, die unter diesem Terminus ein Dach gefunden haben: beispielsweise die Angst, das eigene Haus zu verlassen, Geschäfte aufzusuchen, sich in einer Menschenmenge aufzuhalten oder alleine in öffentlichen Verkehrsmitteln zu reisen. Diese Form der Phobie lässt die Betroffenen nur in einem enger begrenzten Radius agieren und führt durch Vermeidungsverhalten im Extrem sogar dazu, sich gar nicht mehr aus dem Haus zu wagen. Und wenn doch, ist dieser Personenkreis ängstlich darauf bedacht, jederzeit Fluchtwege offen zu halten, um bei auftretender Belastung die gefährliche Situation sogleich verlassen zu können.

a) Befinden Sie sich in einer Situation, in der akut *erste Anzeichen* von Angstsymptomatik auftreten, wenden Sie sogleich in dieser Situation die Klopfakupressur darauf an. Spielen wir ein Beispiel durch, um Ihnen zu demonstrieren, wo und wie Sie Hilfe durch das Klopfen erreichen können. Nehmen wir also an, Sie befinden sich in einer Straßenbahn oder in einem Bus:
Situation 1: Es steigen viele Personen ein und Sie werden vom Eingang weggedrängt. Der Fluchtweg scheint verbaut, ein Aussteigen ist auch nicht mehr möglich, weil sich der Bus in Bewegung gesetzt hat. Sie verspüren, wie sich Anspannung und ein leichter Schwindel in Ihnen breitmachen – erste Vorboten für eine sich steigernde Symptomspirale, die in panikartigem Fluchtverhalten enden könnte. Es ist äußerst wichtig, in dieser ausweglosen Situation diese *ersten Angstanzeichen unmittelbar mit der Klopfakupressur anzugehen,* denn das Beklopfen dieser akuten Angsterscheinungen setzt eine energetische Gegenbewegung hinsichtlich Entspannung in Gang und unterbricht diesen automatischen, sich steigernden Angstablauf. Verwenden Sie in dieser Notsituation die Kurzversion ohne Setup und Gamutfolge (siehe auch »Notfallklopfen«, S. 50) und beginnen Sie sogleich mit der Klopfsequenz, zum Beispiel: *»Diese angstmachende, schwindlige Anspannung in meinem Körper ... die gar nichts Gutes für mich bedeutet ... und ich kann nicht raus ... ich gebe mir die Chance, ich löse die Anspannung, den Schwindel auf ... ich bin ja*

immer herausgekommen ... diese ungute angstmachende, schwindlige Anspannung ... ich gebe mir die Chance, ich löse diese schwindlige Anspannung auf ... ich erlaube mir zu entspannen ...«
Klopfen Sie auf diese Weise ohne Pause mehrere Runden. Die Chance ist groß, dass sich die Spirale nicht weiterdreht und im Gegenteil sich sogar eine gewisse Erleichterung breitmacht.

Anmerkungen:

- ✗ Je mehr Ihnen das Klopfen »in Fleisch und Blut« übergegangen ist, desto leichter und automatischer wird der Klopfvorgang ablaufen. Üben Sie also das Klopfen wie weiter unten unter Punkt b).
- ✗ In der Not kann es Ihnen eigentlich egal sein, was andere von Ihnen denken, wenn Sie plötzlich mit dem Klopfen beginnen – es geht schließlich um Ihr »Leben«. Sie können natürlich auch die Klopfvariationen für das Klopfen in der Öffentlichkeit (Fingerklopfen, mentales Klopfen) verwenden (siehe S. 44), doch halten wir das Klopfen der Klopfsequenz in dieser Notlage als am wirkungsvollsten.

Situation 2: Durch das Klopfen in dieser Akutsituation kann es dann sein, dass Sie nur mit »leichteren Blessuren« die nächste Haltestelle erreicht haben und nun ins Freie gehen (oder Sie können sogar weiterfahren). Nehmen Sie sich bei Reststörungen die Zeit, das noch vorhandene Unwohlsein aufzulösen, zum Beispiel: *»Auch wenn ich noch diese restliche zittrige Anspannung in mir habe als Nachwirkung dieser für mich bedrohlichen Situation, akzeptiere ich mich voll und ganz. Es ist eben noch so für mich, aber ich gebe mir die Chance und löse diese zittrige Anspannung jetzt vollständig auf, denn ich habe ja immer wieder den Beweis, dass ich herauskomme«*, und (während Klopfsequenz) *»Diese restliche zittrige Anspannung in mir ... wegen dieser für mich bedrohlichen Situation ... ich gebe mir die Chance, ich löse diese zittrige Anspannung jetzt ganz auf ... ich bin doch immer wieder her-*

ausgekommen wie auch dieses Mal ... diese restliche zittrige Anspannung in mir ...«
Klopfen Sie so lange, bis sich der innere Stress vollständig gelegt hat und Sie sich vielleicht sogar ungewohnt entspannt und gestärkt fühlen.

Situation 3: Sie sind noch im Freien. Wie kommen Sie wieder zurück – mit dem Bus? Oder wollen Sie sogar versuchen, mit dem nächsten Bus in die ursprüngliche Richtung weiterzufahren? Was löst dieser Gedanke, diese »mentale Versuchung« in Ihnen aus? Möglicherweise stellen Sie fest, dass sich nach dem nun schon längeren Klopfen Ihr Unwohlsein in Grenzen hält. Beklopfen Sie in jedem Falle aber auftretendes Missbefinden, zum Beispiel: *»Auch wenn ich ...* [hier Problem einsetzen] *habe, wenn ich daran denke, wieder in den Bus einzusteigen, akzeptiere ich mich voll und ganz und gebe mir die Chance, dieses ...* [Problem einsetzen] *jetzt aufzulösen.«*
Vielleicht stellt sich beim Gedanken an eine neuerliche Fahrt Unbehagen nur deshalb ein, weil Sie erwarten, dass sich erneut Probleme für Sie auftun werden (siehe Erwartungsangst, S. 65). Klopfen Sie zum Beispiel: *Auch wenn ich ...* [hier Problem einsetzen] *habe, weil ich erwarte, dass ich Probleme haben werde, wenn ich mir vorstelle, wieder in den Bus einzusteigen, akzeptiere ich mich voll und ganz und gebe mir die Chance, dass es dieses Mal ganz anders sein wird. Es muss ja nicht immer alles so bleiben, wie es war ...«*
Und haben Sie durch das Klopfen bereits positive Erfahrungen machen können, ist folgende Ergänzung durchaus hilfreich: *»Und was auch immer passiert, ich kann ja klopfen.«*

b) Wie bereits am Ende von a) und andernorts (»Trockenübung« siehe S. 59, 90, 163 f.) erwähnt, besteht die Möglichkeit, sich mit Ihren Angsterscheinungen zu konfrontieren, wenn Sie in Ihrer Vorstellung in kritische Situationen gehen, während Sie sich an einem sicheren Ort befinden. Die dabei erscheinende Sympto-

matik nehmen Sie in die Klopf-Prozedur auf, zum Beispiel: *»Auch wenn ich diese Enge in der Brust habe, die mir das Atmen schwer macht, wenn ich nur daran denke, ich gehe in einen Bus, obwohl ich zu Hause bin, akzeptiere ich mich voll und ganz und gebe mir die Chance, diese Enge in meiner Brust jetzt aufzulösen und meinen Atem wieder zu befreien«*, und (während Klopfsequenz) *»Diese Enge in meiner Brust, die mir das Atmen schwer macht ... wenn ich daran denke, ich gehe in einen Bus ... ich gebe mir die Chance, diese Enge in meiner Brust und diese Schwere in der Atmung jetzt aufzulösen ...«*
Beachten Sie alle möglichen spezifischen Aspekte, die mit dieser Situation zu tun haben. Spüren Sie dabei nach, ob sich Unwohlsein zeigt, und klopfen Sie diese Themen wie in den Beispielen oben dargestellt.

c) Wichtige Klopfthemen sind auch *frühere Erlebnisse*, in denen Sie Ängsten ausgesetzt waren. Und vielleicht können Sie diese Angstspuren noch viel weiter in Ihre Kindheit zurückverfolgen. Bearbeiten Sie diese Begebenheiten aus Ihrem Leben mit der »Erlebnistechnik« von S. 47ff.

Hinweis: **Angst vor Ärzten** – siehe Angst vor Operationen, S. 122, Angst vor Spritzen, S. 155, Angst vor dem Zahnarzt, S. 185.

ANGST BEIM AUTOFAHREN

Auch wenn das Auto mittlerweile zum allgegenwärtigen Verkehrsmittel geworden und für die meisten Menschen nicht mehr wegzudenken ist, haben dennoch manche Menschen Probleme, in ein Auto zu steigen, und ist es gar nicht so selten, dass leidige Ängste dort mitfahren. Diese können sich auf unterschiedlichste Situationen beziehen und das Reisen zum Stresserlebnis machen, wenn sich die als gefahrenvoll empfundenen Situationen nicht vermeiden lassen. Hierzu gehören vor allem die Angst vor Tunnels, die Angst vor Küsten- und Gebirgsstraßen, die Angst vor Brücken, die Angst vor der Autobahn. In vielen Fällen werden größere Umwege in Kauf genommen, um derlei Bedrohungserlebnisse zu umgehen, oder es wird ganz auf eine Reise verzichtet. Mit der Klopfakupressur können Sie auf vielfältige Weise positiven Einfluss nehmen (weitere Anregungen finden Sie vor allem auch unter »Angst vor Brücken«, siehe S. 84, und »Angst vor Tunnels«, siehe S. 181).

a) Sollten Sie *Schreckmomente* im Auto wegen einer realen Gefahrensituation erleben, sind Sie also *akut emotionalem Stress* während einer Autofahrt ausgesetzt, wenden Sie umgehend die Klopfakupressur auf Ihren Stress an. Als Fahrer(in) nehmen Sie die nächstbeste Gelegenheit zum Anhalten wahr bzw. klopfen Sie als Beifahrer(in) während der Weiterfahrt. Auf diese Weise stellen Sie sicher, dass sich kein bleibendes »Störfeuer« in Ihnen festsetzt, das das Autofahren zukünftig negativ beeinflusst.
Inneren Stress können Sie natürlich auch bei einem Verkehrsunfall klopfen, in den Sie verwickelt sind (soweit Sie dazu in der Lage sind), oder Sie haben auch auf die Möglichkeit, anderen Verunfallten bis zum Eintreffen des Notarztes mit der Klopfakupressur »Erste Hilfe« zu leisten.

b) Angst, das Auto als Fahrer oder Beifahrer zu benutzen, hat meist mit *eigenen unguten Erlebnissen* zu tun. »Störfelder« aufgrund dieser Erfahrungen können sich im menschlichen System anhaltend einnisten und zu Angstgeschehen führen. Diese Erlebnisse sind vielfältiger Natur: beispielsweise das Erleben eines Unfalls am eigenen Leib, das Beobachten einer Karambolage als Unbeteiligter, das knappe Entkommen vor einem Zusammenstoß, die schweren Unfallverletzungen oder gar der Tod einer nahestehenden Person durch einen Unfall. Aber auch das Auftreten einer »Lappalie«, wie das Gefühl des hilflosen Ausgeliefertseins, weil

Sie bei großer Übelkeit nicht sofort anhalten konnten, erzeugt Angst beim Autofahren. Gehen Sie in die Erinnerungen an diese Erlebnisse, Szene für Szene, und bearbeiten Sie das dabei auftretende Missbefinden mit der Klopfakupressur. Folgen Sie hierzu den Ausführungen zur »Erlebnistechnik« auf S. 47 ff.

Frau K., Mitte sechzig, konnte als Beifahrerin nicht mehr entspannt im Auto sitzen, sondern verspürte nur noch angestrengte Anspannung, Unruhe und Atembeklemmung. Sie meinte, ihr Mann sei schon immer gerne etwas schneller gefahren, was ihr eigentlich nichts ausgemacht habe, aber jetzt komme sie nicht mehr zur Ruhe und müsse immer aufmerksam mitfahren. Ermahnungen an ihren Mann, er möge es langsamer angehen lassen, stießen bei ihm jedoch auf »taube Ohren«. Auf die Frage, ob sie ein ungutes Erlebnis beim Fahren gehabt habe, erinnerte sie sich an eine Begebenheit, bei der sie beinahe kollidiert waren. Wir gingen die ganze damalige Situation Bild für Bild mit der »Erlebnistechnik« durch und stießen auf eine Vielzahl an belastenden Elementen (das plötzliche Ausscheren eines anderen Autos, das heftige Abbremsen, das leichte Schleudern, das Eingeschnürtsein in den Gurt, was den Atem nimmt, die schreckvollen Gedanken an einen Zusammenstoß, der lähmende Schrecken, Todesgedanken etc.), die wir jedes für sich beklopften:
»Auch wenn ich noch immer diesen Schreck in meinem ganzen Körper verspüre, der mir den Atem nimmt, wenn ich wieder dieses Bild in mir sehe, wie knapp vor uns jemand ausschert, akzeptiere ich mich voll und ganz und gebe mir die Chance, diesen Schrecken aus meiner Seele und meinem Körper jetzt loszulassen, denn alles ging ja gut und mein Mann scheint wirklich ein guter Fahrer zu sein, der sogar in dieser heiklen Situation das Richtige tut«, und (während Klopfsequenz) *»Dieser Schreck noch immer in meinem ganzen Körper ... dieser Schreck noch immer in meinem ganzen Körper, der mir den Atem nimmt ... wenn ich wieder dieses Bild in mir sehe, wie knapp vor uns jemand ausschert ... dieser Schreck noch immer in meinem ganzen Körper ... ich gebe mir die Chance, diesen*

Schrecken aus meiner Seele und meinem Körper jetzt loszulassen ... dieser Schreck noch immer in meinem ganzen Körper ... ich lasse ihn jetzt los, alles ging ja gut und mein Mann scheint wirklich ein guter Fahrer zu sein, der sogar in dieser heiklen Situation das Richtige tut ...«
Nachdem alle diese Aspekte, die ihre Spuren in ihrem System hinterlassen hatten, aufgelöst waren, fühlte sich Frau K. gut entspannt, und auch Gedanken und Vorstellungen, wieder mit ihrem Mann im Auto unterwegs zu sein, änderten an dieser guten Verfassung nichts. Wie Frau K. später erfreut berichtete, verlief die nächste Fahrt mit ihrem Mann mit fast gewohnter Entspanntheit. Kleine Restängste löste sie – verborgen vor ihrem Mann (siehe S. 44) – mit dem Klopfen vollständig auf.

Frau O., Anfang vierzig, fühlte sich beim Autofahren seit ihrem »kleinen Zusammenstoß« vor fast zwei Jahren mit einem anderen Verkehrsteilnehmer nicht mehr gewohnt sicher. Zudem verspürte sie immer wieder noch schmerzhafte Erscheinungen im Halswirbelbereich aufgrund eines Schleudertraumas. Wir gingen dieses Unfallgeschehen mithilfe der »Erlebnistechnik« in kleinen Schritten durch und beklopften alle dabei auftretenden Themen, die bei ihr noch immer Unwohlsein hervorriefen (unter anderem der plötzliche, heftige und schmerzhafte Ruck, die lauten knirschenden und klirrenden Geräusche, die Verwirrung und Desorientiertheit, der Schockzustand, der Schrecken über das »demolierte Aussehen« des Autos, die Selbstvorwürfe, nicht genug aufgepasst zu haben, die Scham, etwas falsch gemacht zu haben). Am Schluss vergegenwärtigte sie sich nochmals dieses schreckliche Erlebnis in allen Einzelheiten, doch blieb sie jetzt von Störungen befreit. Im Gegenteil: Sie fühlte sich erleichtert und ordnete dieses Ereignis jetzt als eine Episode aus ihrem Leben ein, die der Vergangenheit angehört. Zu ihrer Überraschung konnte sie außerdem in ihrem Nacken eine seit diesem Geschehen nicht mehr gekannte Bewegungsfreiheit und »Leichtigkeit« wahrnehmen.

Hinweis: Emotional heftig wird die Aufarbeitung von Unfallgeschehen, wo die Betroffenen dem Tod in die Augen sehen (siehe auch S. 176) und bei dem sich demzufolge starke »Störfelder« im System festgesetzt haben, die ihre teils verheerenden Wirkungen auch Jahre später noch im Leben dieser Personen ausüben. Die Bearbeitung solcher Themen gehört weitgehend in die Hände erfahrener und geschulter Klopfanwender, deren Hilfe Sie in Anspruch nehmen sollten.

c) Stellen Sie sich in einer »Trockenübung« (siehe S. 59) vor, dass Sie demnächst mit dem Auto fahren werden, und beklopfen Sie die bei diesen inneren Bildern und Gedanken auftretende Angstsymptomatik.

Herr S., Mitte dreißig, war früher beruflich viel mit dem Auto unterwegs gewesen, doch entwickelten sich seit einigen Jahren mehr und mehr Angstsymptome, die sich vor allem dann zeigen, wenn er auf die Autobahn auffährt. Ein bestimmtes Erlebnis konnte er diesem Zustand nicht zuordnen, nur dass er damals viel Stress im Beruf und in der Partnerbeziehung gehabt hatte. Der Gedanke, auf die Autobahn zu fahren, erzeugte ein Gefühl von Unruhe in seinem Bauch (Einwertung mit Drei bis Vier): *»Auch wenn ich jetzt diese Unruhe im Bauch habe, wenn ich mir vorstelle, ich fahre auf die Autobahn, akzeptiere ich mich voll und ganz und gebe mir die Chance, diese Unruhe im Bauch jetzt aufzulösen«*, und (während Klopfsequenz) *»Diese Unruhe im Bauch ... wenn ich mir vorstelle, ich fahre auf die Autobahn ... ich gebe mir die Chance, ich löse diese Unruhe im Bauch jetzt auf ...«* Nach vier Klopfrunden war diese Unruhe verschwunden, doch zeigte sich jetzt ein neuer Aspekt: nämlich schweißige Hände, die wir zum Klopfthema machten: *»Auch wenn ich jetzt diese feuchten Hände habe, wenn ich daran denke, auf die Autobahn zu fahren ...«* Die erneute intensive Vorstellung, auf die Autobahn aufzufahren, ließ ihn vollständig ruhig bleiben. Um dieses Ergebnis zu festigen, wandten wir uns auch der Zeit zu, als diese Ängste ihren Anfang nahmen – dem Stress in Beruf und Beziehung, wobei wir auch hier mit einigen Aspekten fündig wurden, die erfolgreich beklopft wurden. Auf telefonische Nachfrage über sein Befinden einige Monate später meinte er nur: »Die Ängste habe ich ganz vergessen, es läuft alles wieder normal.«

d) Neben autorelevanten Themen können auch andere Hintergründe eine Rolle in der Angstproblematik spielen, wie etwa Platzangst (Klaustrophobie), Brückenphobie, Tunnelphobie, Höhenangst, über die Sie hier im Buch unter den entsprechenden Begriffen nachlesen können.
Hier noch ein Fall mit Angst vor dem Autofahren, der einen ganz besonderen und versteckten Hintergrund aufwies:

Frau R. kam zu mir wegen ihrer Angst, ein Auto zu lenken. Schon seit Jahren war sie nicht mehr selbst gefahren, obwohl sie sich ein Auto gekauft und weitere Fahrstunden genommen hatte. Immer wieder sah sie sich dieser scheinbar unüberwindlichen Hürde Angst gegenüber. Da sie in ihrem neuen Job sehr viel fahren muss, war eine Lösung dringend angeraten. Als erfahrene EFTlerin hatte sie das Thema bereits beklopft, ohne jedoch das Angstproblem beheben zu können. In ihr war dabei ein Bild aufgetaucht, in dem sie als etwa Dreijährige in weißer Strumpfhose dasteht und auf ihren am Boden liegenden Vater schaut. Wir widmeten uns dieser Begebenheit mit der Erlebnistechnik (siehe S. 47 ff.) und beklopften erfolgreich noch vorhandene emotionale Belastung, wie zum Beispiel Gefühle der Hilflosigkeit und Schuldgefühle. Sie erinnerte sich nun klarer, dass sie in diesem Alter vorne auf dem Fahrrad ihres Vaters saß, der mit ihr auf dem Weg nach Hause war. Kurz vor dem Ziel war er gestürzt und hatte sich verletzt. Und ihr wurde auch bewusst, dass ihr Vater betrunken mit ihr fuhr, während der Fahrt mit ihr Spaß machte, sodass sie immer wieder zappeln musste und er auch deshalb unsicher auf dem Fahrrad war. Unvermittelt tauchte in ihren Vorstellungen ein Bild von Scheinwerfern auf, das größere Störung in ihr erzeugte.

Durch das Beklopfen zeigte sich ein weiterer innerer »Film«. Sie sitzt nun als junge Frau nachts in einem Armeejeep mit drei uniformierten Männern, die absichtlich ein Mädchen auf dem Fahrrad vor ihnen überfahren. Heftiger emotionaler Schmerz und Gefühle der Hilflosigkeit und Schuld, weil sie nichts tun konnte, wurden erfolgreich angegangen. Zweifel, weil das ja alles nicht stimmen kann, wurden aufgehoben mit der Bemerkung, dass dies in ihr ist und wohl seinen Sinn hat. Auch hört sie die Uniformierten sagen, das sei doch nicht so schlimm, weil dieses Mädchen doch nur eine Jüdin sei. Und sie sieht diese Frau, wie sie im Scheinwerferlicht neben ihrem Fahrrad liegt, sich nicht mehr regt – und kann nichts tun: erneute tiefe emotionale Erschütterung, die wir beklopfen. Frau R. wird plötzlich klar, dass ihre Angst, ein Auto zu fahren, mit der Angst zu tun hatte, Radfahrer zu überfahren. Und dann erinnert sie sich, wie sie als Dreijährige die Treppe zum Wohnzimmer hinuntergeht und heimlich im Rücken des Vaters auf den neu erworbenen Schwarz-Weiß-Fernseher guckt und diese Szenen verfolgt – ihr erstes Erlebnis mit einem Fernseher in ihrem jungen Leben. Sie erinnert sich auch, dass ihr Vater immer wieder Nazifilme angesehen hatte, und ihr wird klar, dass sie noch nicht unterscheiden konnte, dass es nur Schauspieler waren, dass diese Frau eine Schauspielerin gewesen war, die sicherlich wieder aufgestanden ist – es hatte sich schlicht als Realität in ihr eingespeichert. Wir beklopften dieses Denken: *»Auch wenn ich diese Gedanken in mir habe, die mir Angst machen, wenn ich mich ans Steuer setze, dass ich unschuldige Radfahrer überfahre, nur weil ich diesen Film gesehen habe …«* etc.

Dann kehrten wir wieder zum Radfahren mit dem Vater zurück, nachdem jegliche Belastung wegen dieser Fernseherinnerung gelöst war. Der Vater lag am Boden und stöhnte, weil er sich am Bein schwer verletzt hatte. Wir beklopften das auftretende Gefühl von

Angst um ihren Vater, die Hilflosigkeit und die Tatsache, dass sie sich noch immer die Schuld gab, dass ihr Vater gestürzt war und fortan mit Gehbehinderung durchs Leben gehen musste. Und sie erinnerte sich, dass ihr Vater tatsächlich immer wieder ihr die Schuld gegeben hatte. Nachdem wir Hilflosigkeit und Schuldgefühle beklopft hatten, zeigte sich Wut auf ihren Vater, der sie ja immer wieder provoziert hatte, sodass sie zappeln musste.

Schließlich kehrte Ruhe ein und sie konnte anerkennen, dass ihr Vater die Verantwortung gehabt hatte und es auch unverantwortlich gewesen war, mit ihr betrunken zu fahren. Und sie erkannte, dass sie tatsächlich um Hilfe gerufen hatte, dass dann Leute um sie waren, Sanitäter ihren Vater ins Auto verfrachteten und die Mutter sie in die Arme genommen hatte, um sie zu trösten, auch mit den Worten, dass sie keine Schuld habe. Während sie so erregt in den Armen der Mutter war, begann die Mutter dann auch, auf den betrunkenen Vater zu schimpfen: »Irgendwann fährt er einmal besoffen einen tot.« Ihr wurde bewusst, dass es die Angst der Mutter war und nicht ihre. Während dieser Abläufe klopften wir immer wieder auftretende Belastung. Frau R. fühlte sich dann am Ende sehr ruhig, die Vorstellung, jetzt ins Auto zu steigen, die ihr anfangs noch großen Stress gemacht hatte, bereitete ihr nun keinerlei Unwohlsein mehr. Vielmehr stieg jetzt schon Vorfreude aufs Fahren in ihr auf.

Tags darauf kam folgende Mail: »… bin gestern eine große Strecke gefahren, wo immer viele Radfahrer unterwegs sind und auch waren … hab sie alle überholt und in den Spiegel geschaut – sie sind alle auf dem Rad sitzengeblieben und keiner hat im Graben gelegen, hihi. Ich fahre jetzt mit einem super ruhigen Gefühl das Auto. Es fühlt sich viel, viel schöner an … richtig mit Freude … nicht nur, wenn ich mein Auto sehe, sondern auch, wenn ich es fahre … Also vielen Dank.«

Eine zweite Mail ein paar Tage später: »… und fahre super Auto mit Leichtigkeit und als ob es niemals anders gewesen wäre. Habe das Gefühl, dass ich schon immer Auto gefahren bin …« Diese neue Freiheit besteht auch nach über zwei Jahren noch.

ANGST VOR BIENEN (WESPEN)

Auch wenn es sich bei Insekten um kleines und unscheinbares »Getier« handelt, lösen sie doch bei bestimmten Personen leichtere bis sehr starke Angstreaktionen aus, die sogar bis zu Panikattacken ausarten können. Vor allem die Anwesenheit von Bienen und Wespen lassen die Alarmsirenen laut aufheulen. Dies ist durchaus nachvollziehbar, wenn sich in der Lebensgeschichte ungute »Zusammenstöße« mit diesen Fluginsekten ereigneten, die zu starken körperlichen Reaktionen (bis hin zu lebensbedrohlichen anaphylaktischen Schocks) geführt hatten. Diese Angsthaltung kann aber auch darin begründet sein, weil man heftige Reaktionen bei anderen miterleben musste, immer wieder von schmerzhaften »Angriffen« und »schlimmen Folgen« gehört hat und die Eltern davor gewarnt haben. Und nicht zuletzt hinterlassen Begriffe wie »Killerbienen« und auf Angstsensationen abzielende Spielfilme ähnlichen Titels und Inhalts ihre Angstspuren. Natürlich sollte man in Anwesenheit von Bienen und Wespen die nötige Vorsicht und Achtsamkeit walten lassen und sie nicht herausfordern, eine Angst-, Flucht- oder Panikreaktion ist jedoch meist unnötig.

a) Machen Sie schmerzhafte Bekanntschaft mit Bienen (oder anderen Insekten), ist es angeraten, die akuten physischen Symptome sogleich zu klopfen, zum Beispiel mit: *»Auch wenn ich diese schmerzende Schwellung wegen dieses Bienenstichs an meinem rechten Unterarm habe, akzeptiere ich mich voll und ganz und gebe mir die Chance, diesen Schmerz und diese Schwellung abklingen zu lassen«*, und (während Klopfsequenz) *»Diese schmerzende Schwellung wegen dieses Bienenstichs an meinem rechten Unterarm ... ich gebe mir die Chance, diesen Schmerz und diese Schwellung abklingen zu lassen ...«* Oder halten Sie eine tote Biene vor Ihren Bauch unterhalb des Nabels und klopfen Sie: *»Auch wenn ich diese schmerzende Reaktion auf dieses Bienengift an meinem rechten Unterarm habe, ich akzeptiere mich voll und ganz und gebe mir die Chance, diese Reak-*

tion jetzt aufzulösen«, und (während Klopfsequenz) *»Diese schmerzende Reaktion auf dieses Bienengift an meinem rechten Unterarm ... ich gebe mir die Chance, ich löse diese Reaktion jetzt auf ...«* Nicht selten mildern sich rasch diese körperlichen Symptome und hinterlassen damit auch weniger Angstwirkungen für die Zukunft.

Lance schreibt: »Die Anwendung von EFT als ›Erste-Hilfe-Mittel‹ verhalf mir, die Auswirkungen eines Wespenstiches aufzuheben ... Ich erhielt einen heftigen Stich in meinen Zeigefinger, in dem es sofort zu pulsieren begann und der anschwoll. Ich klopfte sofort und konzentrierte mich dabei auf den brennenden Schmerz, den ich in meinem Finger fühlte. Nach etwa 20 Minuten Klopfen ging die Schwellung zurück und der brennende Schmerz verabschiedete sich vollständig. Als Ergebnis dieses Klopfens war lediglich ein winziges schwarzes Loch vom Einstich an meinem Finger übriggeblieben ...« (G.C.)

Anmerkung der Autoren: Der Satz dieser Klientin könnte folgendermaßen gelautet haben: *»Auch wenn ich jetzt diesen brennenden Schmerz in meinem rechten Zeigefinger wegen dieses blöden Wespenstichs habe, akzeptiere ich mich voll und ganz ...«* Nehmen Sie nacheinander alle möglichen Wahrnehmungen im Finger in den Klopffokus und achten Sie auch auf etwaiges negatives Denken über sich selbst, wie etwa Selbstvorwürfe, nicht genug aufgepasst zu haben. Und: Dieser Erfahrungsbericht unterstreicht eindrücklich die Bedeutung der Ausdauer (siehe auch S. 42f.), die Klopfanfänger (und auch Klopferfahrene) oft vernachlässigen und sich damit um mögliche Klopferfolge bringen. Geben Sie sich also genügend Zeit und Aufmerksamkeit, um Ihre Störungen zu bearbeiten. Zwanzig Minuten Klopfen oder tagelange lästige Nachwirkungen des Stiches – Sie haben die Wahl.

b) Reagieren Sie allergisch auf Bienen- oder Wespenstiche, so können Sie diese Reaktionsbereitschaft in einer »Trockenübung«

mit der Klopfakupressur auflösen, so wie wir es unter a) beschrieben haben: Halten Sie eine tote Wespe vor Ihren Bauch unterhalb des Nabels und klopfen Sie zum Beispiel: *»Auch wenn ich immer wieder diese negativen Reaktionen, diese starken Schwellungen auf etwas in diesem Wespengift habe, akzeptiere ich mich voll und ganz und gebe mir die Chance, diese negative Reaktion jetzt aufzulösen«*, und (während Klopfsequenz) *»Diese negativen Reaktionen, diese starken Schwellungen auf etwas in diesem Wespengift ... ich gebe mir die Chance, ich löse diese negative Reaktion jetzt auf ...«*

Wenn Sie auf diese Weise immer wieder klopfen, stehen die Chancen gut, dass Sie bei einem künftigen Stich nur noch die »normalen und üblichen« leichten Körperreaktionen ausbilden, die Sie außerdem mit dem Klopfen unter a) weiter abschwächen bzw. rascher auflösen können.

Wichtig für derartige positive Resultate ist es, dass Sie wieder ein »normales«, das heißt unbelastetes Verhältnis zu Bienen bzw. Wespen entwickeln. Befreien Sie sich von jeglichem emotionalen und mentalen Stress hinsichtlich dieser Insekten.

Hinweis: Bei der Möglichkeit einer stärkeren Reaktion (z.B. anaphylaktischer Schock) sollten Sie diese Behandlung in die Hände eines erfahrenen Klopfanwenders geben, der mit allergischen Reaktionen vertraut ist. Weitere Informationen zur Anwendung der Klopfakupressur auf Allergien finden Sie im Buch von Horst Benesch, *Frei von Allergie mit EFT* (siehe S. 214).

c) Sind Sie mit *akuter Angstsymptomatik* in Anwesenheit von Bienen (oder anderen Insekten) konfrontiert, beklopfen Sie diese Erscheinungen umgehend, während Sie weiterhin Ihren beobachtenden Fokus auf das in Ihrer Nähe summende »Flugobjekt« richten, zum Beispiel: *»Auch wenn ich jetzt wieder diese ungute Hitze in mir habe, am liebsten laut aufschreien und davonlaufen möchte, weil diese Biene um mich herumschwirrt, akzeptiere ich mich voll und ganz und gebe mir die Chance, ich lasse diesen Stress los und frage mich, ob es diese Biene wirklich auf mich abgesehen* *hat«*, und (während Klopfsequenz) *»Diese ungute Hitze in mir … dieses Aufschreien- und Davonlaufenwollen, weil diese Biene um mich herumschwirrt… diese ungute Hitze in mir … ich gebe mir die Chance, ich lasse diesen Stress los und frage mich, ob es diese Biene wirklich auf mich abgesehen hat …«*

Wir saßen mit unserem Besuch auf der Terrasse, als sich uns eine Biene näherte. Sandra (Name geändert) wurde ganz unruhig, schlug nach ihr und äußerte, dass sie diese »Dinger« gar nicht möge und sie bei deren Anwesenheit immer im Stress sei. Dies gehe manchmal sogar so weit, dass sie fluchtartig und um sich schlagend einen bienenfreien Ort aufsuchen müsse. Sie kannte unsere »Klopferei« bereits (war aber noch nicht auf die Idee gekommen, dass man auch schon diese Alarmstimmung damit angehen kann) und ging bereitwillig auf unseren Vorschlag ein, es doch mit dieser »Ersten Hilfe« zu versuchen. Da sie emotional aufgewühlt war, ließen wir das Setup weg und begannen sogleich mit der Klopfsequenz: *»Dieser stressvolle Bienenalarm in mir wegen dieser ›Dinger‹, die ich gar nicht mag … ich gebe mir die Chance, ich löse diesen Stress jetzt auf … ich bin doch viel größer und wahrscheinlich hat sie mehr Angst vor mir … dieser stressvolle Bienenalarm in mir wegen dieser ›Dinger‹, die ich gar nicht mag … ich gebe mir die Chance, ich löse diesen Alarm auf … und vielleicht kann ich mir und den Bienen ein neue Chance geben, als ob sie es auf mich abgesehen haben … dieser stressvolle Bienenalarm in mir …«*
Wir klopften einige Runden, während sie unentwegt den Bewegungen dieses gefährlichen Flugobjekts mit ihren Augen folgte. Plötzlich meinte sie: »Es ist doch wirklich ein Quatsch, dass ich mich so anstelle, die wollen doch gar nichts von mir!«, und musste kurz auflachen. Sie hatte in der Folge einen entspannten Nachmittag mit uns, obwohl sich immer wieder mal Bienen und sogar vereinzelt Wespen zu uns verirrt hatten. Ein paar Wochen später fragten wir sie nach ihrem »Bienenleben«, was ihr den Kommentar entlockte: »Welches Bienenleben? Ich lebe meines und die ihres,

und wir kommen ganz gut miteinander aus. Kein Problem mehr!« Dieses entspannte Verhalten hatte sie auch auf Wespen übertragen, ohne jedoch die nötige Achtsamkeit bei Anwesenheit dieser »Dinger« zu vernachlässigen.

d) Sie können, wie auch bei den anderen Phobien, eine »Trockenübung« (siehe S. 59) in Ihr »Klopfprogramm« aufnehmen, um sich dieser Angst zu entledigen. Holen Sie sich ein Buch mit Bildern von Bienen, schauen Sie sich eine Dokumentation über Bienen im Film an oder stellen Sie sich vor, wie Sie von Bienen umschwärmt werden. Taucht in Ihnen Unwohlsein auf, nehmen Sie dieses als Thema Ihrer Klopfanwendung, wie zum Beispiel unter c) beschrieben.

e) Haben Sie bereits *ungute Erlebnisse mit Bienen* (und anderen Insekten) hinter sich, ist es lohnenswert, sich detailliert in die Erinnerungen zu wagen und nachzuspüren, ob sich dabei physische und/oder emotionale Reaktionen einstellen. Ab Seite 47 ff. haben wir unter »Erlebnistechnik« dargestellt, wie Sie dabei am besten vorgehen. Hätte das Klopfen mit unserer Bekannten aus dem Fall unter c) nicht die gewünschten Erfolge gebracht, wäre der nächste Schritt gewesen, danach zu fragen, ob sie sich an ungute Bienenerlebnisse erinnern kann. Diese Erlebens-»Störfelder« müssen erst beseitigt werden, bevor sich eine Angstbefreiung einstellt.

Hinweis: Sind Sie »Opfer« von heftigen Reaktionen« gewesen, bei denen Sie sogar um Ihr Leben fürchten mussten, ist es unabdingbar, dass Sie diese traumatischen Begebenheiten, die sich sicherlich tief in Ihr System eingegraben haben und weiterhin größere »Störfeuer« aussenden, umfassend und tief greifend auflösen. Auch hier ist die »Erlebnistechnik« ein probates Mittel, doch sollten Sie bei Erwartung stärkerer Reaktionen und auch, um alle wesentlichen Aspekte dieses Erlebnisses aufzuspüren und einen sicheren Rahmen zu schaffen, professionelle Klopfhilfe in Anspruch nehmen.

ANGST VOR BRÜCKEN

Brücken sind für manche ein unüberwindbares Hindernis – als Insasse von Verkehrsmitteln wie Auto, Bus, Zug sowie auch als Fußgänger. Kann man andere »gefährliche« Situationen oder Objekte noch ganz gut vermeiden, stellt dieses Problem eine kaum zu bewältigende »logistische Herausforderung« dar, es sei denn, man beschränkt den Lebensraum auf seine engere Umgebung. Bei dieser Form von Angst spielt die Höhenangst oft ein bedeutendes Thema, das an gesonderter Stelle beschrieben wird (siehe S. 108), bei dieser Angst aber Beachtung finden muss.

a) Am besten ist es auch hier, zunächst »im Trockenen« (siehe z.B. S. 59, 90 und 122), also in Ihrer Vorstellung, Brücken zu begegnen (weitere entsprechende Anregungen siehe unter Angst vor Tunnels, S. 181):

- ✗ Was verursacht es in Ihnen, wenn Sie an »Brücke« denken? Nehmen Sie auftretende körperliche oder emotionale Belastung als Thema für Ihre Klopfanwendung und lösen Sie diese Reaktionen vollständig auf, zum Beispiel: *»Auch wenn ich diesen Anflug von Schwindel spüre, wenn ich nur an ›Brücke‹ denke, akzeptiere ich mich voll und ganz und gebe mir die Chance, dieses Schwindelgefühl jetzt aufzulösen«*, und (während Klopfsequenz) *»Dieses Schwindelgefühl ... wenn ich nur an ›Brücke‹ denke ... ich gebe mir die Chance, dieses Schwindelgefühl jetzt aufzulösen ...«* Klopfen Sie, bis der Schwindel verschwunden ist oder sich andere Themen aufdrängen, die Sie ebenso mit dem Klopfen bearbeiten.
- ✗ Gehen Sie dann in spezifische Vorstellungen, wie Sie sich einer Brücke nähern, wie Sie sich auf der Brücke befinden, wie Sie den Abgrund durch das Geländer sehen, wie Sie über das Geländer blicken etc. Es gibt zahllose mögliche innere Bilder, die Angstreaktionen aktivieren. Entdecken Sie Ihr eigenes Set an Stressauslösern und beklopfen Sie diese Angsterscheinungen,

zum Beispiel: »*Auch wenn sich in meinem Magen alles umdreht, wenn ich mir nur vorstelle, auf dieser Brücke zu sein, unter der lange nichts ist, akzeptiere ich mich voll und ganz und gebe mir die Chance, meinen Magen zu beruhigen, und frage mich, wie viele Leute da wohl zerschmettert unten liegen*«, und (während Klopfsequenz) »*Diese Unruhe im Magen ... diese Hitze ... diese Unruhe im Magen ... wenn ich mir nur vorstelle, auf dieser Brücke zu sein, unter der lange nichts ist ... diese Unruhe im Magen ... auf dieser Brücke zu sein, unter der lange nichts ist ... ich gebe mir die Chance, meinen Magen zu beruhigen ...*«

Überprüfen Sie jeweils nach einigen Klopfrunden das erreichte Klopfergebnis, indem Sie sich wieder in diese ganz spezifischen Vorstellungen einlassen. Klopfen Sie so lange, bis Sie bei diesen Bildern und Gedanken neutral bleiben.

Frau S., 40 Jahre, berichtete von jahrelangen Angstproblemen unter anderem mit Brücken, die sie nur unter großer Willensanstrengung und Anspannung überqueren konnte. Sie sollte an »Brücke« denken, was in ihr ein Gefühl von Spannung (Einwertung mit Fünf) entstehen ließ. Wir klopften: »*Auch wenn ich jetzt dieses Gefühl der Spannung in mir habe, wenn ich an ›Brücke‹ denke, akzeptiere ich mich voll und ganz und gebe mir die Chance, dieses Gefühl der Spannung jetzt aufzulösen*«, und (während Klopfsequenz) »*Dieses Gefühl der Spannung ... wenn ich an ›Brücke‹ denke ... dieses Gefühl der Spannung ... ich gebe mir die Chance, ich löse dieses Gefühl der Spannung jetzt auf ...*« Sie war mittlerweile in ihrer Vorstellung bereits zum Brückengeländer gegangen und bemerkte ein Ziehen in den Beinen (Einwertung mit Zwei). Auf Nachfrage, was es jetzt mit dem Begriff »Brücke« auf sich habe, meinte sie überrascht, dass dieses Spannungsgefühl gerade nicht mehr da sei. Wir wendeten uns dann diesem neuen Thema zu [ansonsten wären wir noch bei dieser ersten Vorstellung geblieben, um die Spannung zu befreien]: »*Auch wenn ich jetzt dieses Ziehen in den Beinen habe, wenn ich mir*

vorstelle, ich gehe zum Brückengeländer ...« Das Ziehen in den Beinen wich, und sie wagte sich noch näher an das Geländer heran, doch bemerkte sie jetzt ein »Luftanhalten im Brustkorb«, das wir ebenfalls zum Klopfthema machten.
Nach einigen Klopfrunden fühlte sie sich bei dem inneren Bild, am Geländer zu stehen, überrascht entspannt. Zweifel meldeten sich, ob sie sich jetzt nichts vormachen würde, da sie doch in den letzten Jahren immer diesen Stress gehabt habe. Wir klopften: *»Auch wenn ich jetzt diese verständlichen Zweifel habe, dass ich mich entspannt fühlen kann, obwohl ich mich am Geländer stehen sehe, akzeptiere ich mich voll und ganz und gebe mir die Chance, dieses Gefühl der Entspannung anzunehmen, denn ich fühle es ja, so wie ich auch zuvor diese Anspannung wahrgenommen habe ...«*
In ihrer Vorstellung schaute sie dann zwischen den Geländerstäben nach unten auf einen Fluss. Sie blieb ruhig. Dann blickte sie über das Geländer hinab und fühlte einen Sog, der sie nach unten zu ziehen drohte, was erneut etwas von dieser Spannung in den Beinen und diesem Luftanhalten erzeugte (eine Drei): *»Auch wenn ich jetzt wieder dieses Gefühl der Spannung in mir habe und dieses Luftanhalten, weil mich dieser Sog nach unten ziehen will, wenn ich über das Geländer schaue ...«* Sie fühlte sich bei diesem »gefährlichen« inneren Bild schließlich frei, hatte nicht mehr die Wahrnehmung, dass sie hinuntergezogen werden würde; berichtete von einem Gefühl der Normalität selbst bei der Vorstellung, sich am Geländer aufzulehnen, sich nach vorne zu beugen und direkt hinunterzuschauen. Sie verspürte deutliche Erleichterung und erwähnte ein starkes Gefühl, gesichert zu sein. Um diese Befreiung zu verfestigen, bearbeiteten wir noch zwei Erlebnisse mithilfe der »Erlebnistechnik«, in denen sie mit Brückenängsten konfrontiert worden war.

b) Gibt es in Ihrer Geschichte *Brückenerlebnisse,* an die Sie nicht so gerne denken, ist es nötig, sich diesen negativen Erfahrungen aus der Vergangenheit zuzuwenden. Lesen Sie hierzu die Ausführungen zur »Erlebnistechnik« ab S. 47 ff.

c) Befinden Sie sich physisch tatsächlich auf einer Brücke und taucht unversehens eine *akute Angstsymptomatik* auf, denken Sie daran, diese akuten Belastungen unmittelbar mit dem Klopfen abzuschwächen bzw. aufzulösen, zum Beispiel: *»Auch wenn sich jetzt dieser unerträgliche Kopfdruck einstellt und mich ein Gefühl der Lähmung beschleicht, weil in mir der Gedanke auftaucht, ich schaffe diese Brücke nicht bis zum Ende, bin ich vollkommen o.k. und gebe mir die Chance, diesen Stress in mir aufzulösen …«*

Hinweise:

✗ Fühlen Sie sich nach der »Trockenübung« unter a) »brückensicher« und wollen Sie diese neue Sicherheit vor Ort testen, erzwingen Sie bei diesem »Feldtest« bitte nichts. **Wagen Sie sich jeweils nur dann weiter, wenn Sie sich ganz sicher fühlen.** Auftretende Restreaktionen müssen jeweils zuvor aufgelöst sein. Zu diesen Restthemen zählt auch angsterwartendes Denken, das Sie beachten müssen (Erwartungsangst siehe S. 65). Und am besten ist es, zur Absicherung eine Begleitperson dabeizuhaben.

✗ Bleiben durchgreifende positive Ergebnisse aus, lesen Sie bitte nochmals auf den Seiten 39ff. nach, was Sie beachten sollten und wie Sie dann weiter verfahren können.

Erwartungsangst siehe *Die Angst vor der Angst,* S. 65.

»FLUGANGST« (AEROPHOBIE)

»Flugangst« ist eine den gesamten Globus umspannende Erscheinung, die jeden – unabhängig von Nation, Kultur, Bildung, Geschlecht, Lebensalter – in den Würgegriff nehmen und nicht nur ahnungslosen Nichtfliegern oder gelegentlichen Urlaubsfliegern, sondern sogar auch Vielfliegern das Leben schwer machen kann. Dies ist durchaus auf den ersten Blick verständlich, denn wenn man diese tonnenschweren »Ungetüme« betrachtet, die Flugzeuge genannt werden, kann man sich nur schwerlich vorstellen, dass sie sich in die Luft erheben, sich dort auch noch halten können. Kein Wunder also, dass Zweifel an deren Flugtauglichkeit, Stabilität und Zuverlässigkeit in Erscheinung treten. Zum anderen ist der Mensch auch ein Geschöpf, das sich über die Jahrtausende hinweg als eine erdgebundene Kreatur entwickelt hat und im Kontakt zum festen Boden seine Sicherheit erfährt. Der Verlust dieses Bodenkontakts kann dann durchaus tief liegende wesensmäßige Überlebensinstinkte aktivieren, die Flugvermeidungsverhalten bzw. Unwohlsein beim Fliegen entstehen lassen.

Es ist zunächst einmal festzustellen, dass der Begriff »Flugangst« ein sehr weit gefächertes Phänomen ist, unter dessen Dach sich eine Vielfalt an Erscheinungen und Hintergründen verbirgt. So reicht die Palette der Symptomatik von feuchten Händen, innerer Verkrampfung und Anspannung, leichtem Druckgefühl oder Gefühl von Enge in der Brust, Kopfschmerz, erhöhtem Puls und Herzschlag (Herzklopfen) über schweißnasse Hände und allgemeines Schwitzen, Schwindelgefühle, Übelkeit bis hin zu Erbrechen, unerträglicher Anspannung, schwersten Ausprägungen von Panikgefühlen, die mit Herzrasen und Atemnot einhergehen können. Dies alles sind Anzeichen eines inneren Stresszustandes, als ob eine lebensbedrohliche Notsituation gegeben wäre, aus der kein Entfliehen möglich ist.

Ein wichtiger Faktor für den Flugstress liegt im *Mangel an sachlicher Information*, der zu irrigen Annahmen über die Sicherheit beim Fliegen führt. Wichtig ist es daher, sich über die physikalischen Grundlagen der Fliegerei vertraut zu machen, die in einschlägiger Literatur zum Thema Flugangst (siehe Anhang, S. 216) beschrieben werden, wobei Sie dort aber nur gängigen Therapiemaßnahmen begegnen. Sie werden dabei erfahren, dass Flugzeuge zum Fliegen gebaut sind und – sobald sie eine bestimmte Geschwindigkeit erreicht haben – gar nicht anders können, als in die Luft zu gehen und dort zu bleiben, selbst wenn die Triebwerke ausfallen sollten. Und sie werden auch Kenntnis darüber erlangen, dass Flugzeuge derart konstruiert sind, dass sie größten Belastungen selbst bei Turbulenzen und stürmischem Wetter standhalten können.

Aber auch diese physikalischen Sachinformationen und der immer wieder zitierte und statistisch belegte Hinweis, dass das Fliegen als sicherste Reiseform gilt, hilft in vielen Fällen nicht entscheidend weiter. Die irrigen Vorstellungen über das Fliegen haben sich anscheinend tief im Innern eingebrannt und lassen sich über logisches Denken nicht beeinflussen. Denn die Ursachen für diese Angsterscheinungen lassen sich eben nicht über mentale Willensübungen und Appelle an den Verstand auflösen, wenn es andere, tiefer wurzelnde »irrationale Störfelder« zu beachten gilt.

Was diesen für viele unkontrollierbaren Alarmzustand auslöst, lässt sich bei oberflächlichem Blick auf die »Flugangst« nicht eindeutig zuordnen, da hierfür ganz individuelle und unterschiedlichste Situationen und Elemente verantwortlich sein können. So verbergen sich hinter »Flugangst« zum Beispiel oft eine Angst vor der Enge im Flugzeug (letztendlich ist es also ein Platzangstproblem), eine Angst vor dem Eingesperrtsein (dass man nicht mehr herauskommt), dass man hilflos ausgeliefert ist und sein Schicksal in andere Hände geben muss (Gefühl der Hilflosigkeit, des Kontrollverlustes, Mangel an Vertrauen), Höhen(Tiefen)angst, Angst, dass etwas Schlimmes passieren könnte, wie Abstürzen, weil beispielsweise Flügel abbrechen, Triebwerke ausfallen oder das Flugzeug explodieren könnte (Katastrophengedanken), Abneigung gegenüber einer Ansammlung von Menschen und deren Gerüchen und vieles andere mehr. All diesen Facetten gemein ist jedoch, dass der Gedanke an das Fliegen oder das Fliegen selbst sowie der Aufenthalt in einem Flugzeug als bedrohlich erlebt wird.

Auch ungute angstvolle Flugerfahrungen in der Vergangenheit leisten ihren belastenden Beitrag, weshalb Flugangstbetroffene meist Flugreisen vermeiden und lieber größere Reisestrapazen auf sich nehmen, das Reisen in entferntere Regionen ganz sein lassen oder sogar auf berufliche Chancen verzichten. Viele aber unterziehen sich der »Tortur Flugreise« trotz ihrer inneren Stresssituation und versuchen dann, ihre Ängste und Nöte mithilfe von Medikamenten, Alkohol- und Zigarettenkonsum, Entspannungsübungen und Ablenkungsmanövern unter Kontrolle zu halten. Von einer entspannten und erholsamen »Fortbewegung« kann in diesem Fall keineswegs gesprochen werden. Aber dies muss nicht sein, wie wir Ihnen auf den folgenden Seiten zeigen werden.

»Trockenübungen«

a) Einen ersten positiven Einfluss auf Ihr Flugangstgeschehen können Sie mit einem zunächst *mehr allgemeinen Vorgehen* bewirken: Gibt es bereits Unwohlsein beim oberflächlichen Gedanken an eine Flugreise, bei der Vorstellung, mit einem Flugzeug unterwegs zu sein? Richten Sie Ihren Fokus ganz auf die dabei auftretende körperliche oder emotionale Störung und fassen Sie diese in eine beschreibende spezifische Aussage, wie zum Beispiel »feuchte Hände (Angstgefühl im Bauch), wenn ich ans Fliegen denke«. Beklopfen Sie dann dieses Thema wie folgt: *»Auch wenn ich diese feuchten Hände (dieses Angstgefühl im Bauch) habe, wenn ich ans Fliegen denke, akzeptiere ich mich voll und ganz und gebe mir die Chance, diesen Stress in den Händen (dieses Angstgefühl im Bauch) jetzt aufzulösen«,* und (während Klopfsequenz) *»Diese feuchten Hände (dieses Angstgefühl im Bauch) ... wenn ich ans Fliegen denke ... diese feuchten Hände (dieses Angstgefühl im Bauch) ... ich gebe mir die Chance, diesen Stress in den Händen (dieses Angstgefühl im Bauch) jetzt aufzulösen ...«*
Lassen Sie nicht locker, auch wenn die gewünschten Erleichterungen nicht sofort eintreten. Sollten Sie trotz Ausdauer dennoch nicht weiterkommen, sind möglicherweise andere Themen im Hintergrund, die Sie auflösen müssen, bevor positive Ergebnisse eintreten (siehe hierzu S. 39ff., 94ff. und 99ff.).

b) Gehen Sie dann – wenn der allgemeine Gedanke ans Fliegen Sie unberührt lässt – *zu spezifischen Aspekten*, die mit einer Flugreise zu tun haben. Vergegenwärtigen Sie sich den komplexen Ablauf einer Flugreise und spielen Sie mental die ganze Prozedur von Vorbereitung (Buchung und Koffer packen), Reise zum Flughafen, Aufenthalt am Flughafen (Schalter finden fürs Einchecken, das Einchecken selbst, das richtige Gate finden, das Warten vor dem »Boarding«, der »Boarding-Vorgang«) über das Einsteigen ins Flugzeug, das Warten vor dem Start bis hin zum Startvorgang, zum Flug selbst und zur Landung durch, und achten Sie dabei auf eine körperliche oder emotionale Reaktion, die Sie jeweils – Thema für Thema – mit der Klopfakupressur bearbeiten. Was Sie mit dieser Übung erreichen, ist, dass Sie ganz spezifische Themen (Aspekte), die zu Ihrem Flugunwohlsein beitragen, herausfiltern und positiv beeinflussen, sodass Sie entspannter und gestärkter, wenn nicht sogar von Ängsten befreit, einen bevorstehenden Flug antreten und durchführen können.
Ein derartiger Aspekt kann zum Beispiel sein, dass Sie starkes Herzklopfen bei der Vorstellung verspüren, in einem Flugzeug zu sitzen, das von Luftströmungen heftig durchgerüttelt wird. Wenden Sie die Klopfakupressur auf diese Reaktion an, zum Beispiel: *»Auch wenn ich dieses starke Herzklopfen verspüre bei diesen stressvollen Gedanken, dass das Flugzeug auseinanderfallen könnte, wenn ich mir vorstelle, ich sitze im Flugzeug, das heftig durchgerüttelt wird, akzeptiere ich mich voll und ganz und gebe mir die Chance, dieses Herzklopfen aufzulösen, und frage mich, ob Flugkapitän und Flugbesatzung mit ihren Leben Roulette spielen«*, und (während Klopfsequenz) *»Dieses starke Herzklopfen ... bei diesen stressvollen Gedanken, das Flugzeug könnte auseinanderfallen ... wenn ich mir vorstelle, ich sitze im Flugzeug, das heftig durchgerüttelt wird ... ich gebe mir die Chance, dieses Herzklopfen aufzulösen ...«*
Bleiben Sie einige Klopfrunden bei diesem Thema und überprüfen Sie dann erneut, ob sich an Ihrem Missbefinden etwas verändert hat. Ist Ihre Belastung bezüglich dieser Vorstellung ver-

schwunden, suchen Sie noch weitere mögliche Störthemen, indem Sie Ihre »Trockenübung« fortsetzen (wie etwa ungewöhnliche Geräusche in der Kabine, ein leichtes Absacken des Flugzeugs, die Durchsage des Kapitäns, dass sich eine Gewitterfront nähert ...). Sind noch Reste an Herzklopfen und/oder Zweifeln anwesend, lassen Sie einige weitere Durchgänge folgen, bis Sie vollständig von diesem Stress befreit sind.
Hier ein Fall von Gary Craigs Website, bei dem in »ungeordneter Weise« spezifische Themen beklopft werden, die der betreffenden Person in ihrer Vorstellung einfallen:

Eine 45-jährige Frau litt an starker Flugangst, ohne jedoch jemals geflogen zu sein, stand aber davor, am nächsten Tag eine Flugreise antreten zu müssen. Die Autorin dieses Berichtes forderte diese Frau auf, in einen »Zukunftsfilm« zu gehen, wobei darauf geachtet wurde, wann irgendwelche Anzeichen von Unwohlsein auftraten. »Wir klopften für nahezu alles, was ich mir oder was sie sich vorstellen konnte, das im Zusammenhang mit Fliegen stand (Kontrollverlust, Turbulenzen während des Flugs, Übelkeit, was es für ihr Selbstbild bedeuten würde, wenn sie doch fliegen könnte ...).« Nach dem Klopfen dieser zahlreichen Themen meinte die Frau, dass sie sich besser fühlen und auch keine Angst mehr verspüren würde, aber dass sie ja nicht sicher sein könne, ob sie wirklich frei von dieser Angst sein würde, da sie ja nicht wirklich in einem Flugzeug sei. [Dies ist ein wichtiges Thema, das immer beklopft werden sollte, siehe hierzu unsere Anmerkungen auf S. 41 f.] Die Anwenderin überprüfte in dieser »Trockenübung« die Ergebnisse, so gut sie konnte [siehe Anregungen zum Testen S. 37], es zeigte sich keine Angst mehr. Sie gab der Frau noch einen Handzettel mit auf den Weg, auf dem die Klopfpunkte abgebildet waren, und wies eindringlich darauf hin, an das Klopfen zu denken, wenn es nötig werden sollte.
Eine Woche später kehrte die Frau von ihrem Urlaub zurück und meinte: »Ich weiß nicht, was Sie mit mir angestellt haben, aber ich

konnte sogar an Bord schlafen und nahm einen Fensterplatz. Ich hatte überhaupt keine Angst.« (G.C.)

Im Folgenden ein Beispiel, bei dem »geordneter« vorangegangen wird, wie wir es oben beschrieben haben:

Eine Frau zeigte schon im Vorfeld eines geplanten Fluges (erst sechs Wochen später) Angstzustände. Während der Klopfsitzung sollte sich die Frau vorstellen, dass es jetzt eine Woche vor dem Flug sei. Das Unwohlsein wurde gezielt beklopft. Dann wurde sie gebeten, sich vorzustellen, dass sie jetzt dabei sei, ihre Sachen für den Flug zu packen. Auch hier wurde innerer Stress mit dem Klopfen aufgelöst. In ähnlicher Weise wurde verfahren bei den Vorstellungen, dass sie ihr Gepäck in den Wagen lädt und sie zum Flughafen fährt, dass sie zum Flugzeug geht, im Flugzeug sitzt, wie das Flugzeug startet, es wieder landet und wie sie schließlich aussteigt und auf dem Weg zur Gepäckabholung ist. Traten bei diesen Vorstellungen irgendwelche Störungen auf, wurden diese sofort mit dem Klopfen bearbeitet und aufgelöst, sodass diese Frau zu guter Letzt den gesamten Ablauf an Gedanken und Bildern ohne irgendeine Belastung durchlaufen konnte. Die Frau berichtete später, dass sie diesen Flug ohne Probleme gemeistert habe. (G.C.)

c) Nicht selten lösen bei angstvorbelasteten Personen *Nachrichten über Flugzeugabstürze und -entführungen* oder *Filme* über »Horrorszenarien am Himmel« Ängste vor dem Fliegen aus, die so weit reichen können, dass Flugreisen vermieden werden. Finden Sie bei sich eine derartige Thematik, nehmen Sie sich die Zeit und gehen Sie in Gedanken diese Filme und Nachrichten durch und beklopfen Sie auftretende Störungen so lange, bis Sie entspannt diesen Inhalten begegnen können. Testen Sie Ihre Klopfergebnisse beispielsweise auch damit, dass Sie sich bewusst einige dieser Filme ansehen. Ziel ist es, dass Sie von derartigen Bildern unbeeinflusst bleiben.

Angstvolle Flugerlebnisse

Bezogen sich die Ängste und Störungen in den »Trockenübungen« mehr auf »theoretische« Vorstellungen und innere Bilder, so entstehen Flugängste auch wegen *Ereignissen* während eines Flugs, die als bedrohlich erlebt wurden und die selbst bislang Flugerfahrene zu »Angsthasen« werden lassen können. Begebenheiten wie das plötzliche Absacken des Flugzeugs, das einem bewusst macht, »nichts unter dem Boden« zu haben, das Erleben von stürmischen Turbulenzen, die das Flugzeug wie einen Spielball wackeln lassen, die bangen Minuten vor und während einer Notlandung, in denen man sich mit der Möglichkeit seines Ablebens konfrontiert sieht, das Erschrecken, wenn die Sauerstoffmasken auf einen herabfallen, aber auch die Begegnung mit Übelkeit (siehe Fall S. 96) und physischem Unwohlsein (z.B. Schwindelgefühlen) während des Flugs können den Samen für späteres Angstgeschehen streuen.

Auch hier ist die Klopfakupressur ein optimales Handwerkszeug zum Auflösen dieser entstandenen »Störfelder«.

Fragen Sie sich also zunächst einmal, ob es belastende Erlebnisse mit dem Fliegen in Ihrem Leben gab. Dies führt Sie dann leicht zu möglichen flugspezifischen Auslösern Ihrer aktuellen Belastungen hinsichtlich Flugreisen. Gehen Sie diese Ereignisse in Ihrer Vorstellung ganz spezifisch durch. Achten Sie auf Störungen, die bei diesen Erinnerungen in Erscheinung treten, und beklopfen Sie jeweils dieses Thema. Die Ausführungen zur »Erlebnistechnik« ab S. 47ff. und das folgende Beispiel, das sich daran orientiert, geben Ihnen nützliche Hilfestellung.

Nehmen wir an, Sie hatten das Erlebnis, dass das Flugzeug wegen einer technischen Panne den nächstmöglichen Flughafen anfliegen musste. Erlauben Sie sich, zunächst in »groberen« Kontakt zu dieser Begebenheit zu treten, indem Sie sich bewusstmachen, dass es diese Episode in Ihrem Leben gab. Spüren Sie in sich nach, ob dies bereits irgendwelche Symptome in Ihnen erzeugt. Wenn ja, bestimmen Sie die Art des Unwohlseins spezifisch, werten Sie den aktuellen Belastungsgrad ein und klopfen Sie, zum Beispiel: *»Auch wenn in mir wieder dieses heiße Gefühl meinen Rücken nach oben entlangkriecht, alleine nur, wenn ich daran denke, dass ich dieses ungute Flugerlebnis hatte, akzeptiere ich mich voll und ganz und gebe mir die Chance, dieses heiße Gefühl im Rücken jetzt aufzulösen, so gut ich kann«*, und (während Klopfsequenz) *»Dieses heiße Gefühl im Rücken ... dieses heiße nach oben kriechende Gefühl im Rücken ... wenn ich mir bewusst mache, dass ich dieses Erlebnis hatte ... ich gebe mir die Chance, dieses heiße Gefühl aufzulösen ...«*

Konnten Sie dieses Gefühl erfolgreich minimieren (z.B. bis auf eine Einwertung von zumindest einer Zwei) oder gar auflösen, dann finden Sie eine Überschrift, die dieses Erlebnis in seiner Gänze beschreibt, beispielsweise »In Lebensgefahr«. Wiederholen Sie diese Überschrift ein paar Mal still in sich oder laut und überprüfen Sie, ob und in welcher Art sich eine Störung in Ihnen zeigt, zum Beispiel eine Beklemmung in der Brust mit Schwitzen der Stärke Sieben. *»Auch wenn ich diese schwitzende Beklemmung in der Brust habe, wenn ich an ›In Lebensgefahr‹ denke, akzeptiere ich mich voll und ganz und gebe mir die Chance, diesen Stress in mir jetzt aufzulösen, so gut ich eben kann«*, und (während Klopfsequenz) *»Diese schwitzende Beklemmung in der Brust ... wenn ich an ›In Lebensgefahr‹ denke ... ich gebe mir die Chance, diese schwitzende Beklemmung in der Brust jetzt aufzulösen ...«*

Klopfen Sie mehrere Runden, bis Sie feststellen können, dass sich dieser Stress in Ihnen auflöst. Sagen Sie dann zum Testen noch einmal mehrmals diese Überschrift und überprüfen Sie, ob noch Störungen gegeben sind. Wenn ja, sind dies die weiteren Klopfthemen.

Fühlen Sie sich vom Stress befreit, wenn Sie an die Überschrift denken, so widmen Sie sich jetzt dem Erlebnis selbst. Stellen Sie sich detailliert vor, wie Sie im Flugzeug sitzen, die »Welt noch in Ordnung« für Sie ist, an welchem Platz Sie sich befinden, ob eine

Frau, ein Mann neben Ihnen sitzt, welche Farbe die Sitze haben, was Sie an Kleidung tragen etc. Dies ist Ihre Startsequenz. Lassen Sie dann den »Film« ablaufen, indem Sie Einzelbild für Einzelbild in der Abfolge des Geschehens in Ihr Bewusstsein holen. Tritt Stress in Erscheinung, beklopfen Sie diesen, bis er zumindest auf eine Bewertung von Zwei gesunken ist.
Es ist wichtig, sich Zeit für diese Bilder zu nehmen, alle Wahrnehmungen und Erinnerungsspuren zu verfolgen und auf mögliche Belastungen im Hier und Jetzt zu achten. Es ist nicht von Bedeutung, wie Sie sich damals gefühlt haben. Entscheidend ist vielmehr, wie die Befindlichkeit JETZT ist, wenn Sie daran denken, wie es damals war. Wenn Sie so die noch immer vorhandenen Belastungen erfolgreich gelöst haben, werden Sie in der Lage sein, ohne irgendeinen Stress an diese Begebenheit zu denken. Nehmen Sie abschließend Ihre Ergebnisse äußerst kritisch »unter die Lupe«, indem Sie versuchen, die zuvor festgestellten Belastungen erneut zu erzeugen, indem Sie diese Flugerfahrung ein weiteres Mal an sich vorbeiziehen lassen. Zeigen sich dabei noch Reste von Störung, beklopfen Sie diese, bis sie verschwunden sind.
Zum Abschluss denken Sie an einen unmittelbar bevorstehenden Flug oder an mögliche Flüge in der Zukunft und überprüfen Sie, ob noch irgendwelche Unsicherheiten in Ihnen auftauchen. Die Chancen sind groß, dass diese Gedanken an Flüge mit einem befreiten Gefühl begleitet werden. Lassen sich die Angstreaktionen nicht entscheidend verändern, gibt es möglicherweise noch andere versteckte Themen, die das Problem komplexer machen und professionelle Klopfunterstützung erfordern.

Frau C., Mitte vierzig, wollte mit ihrem Partner eine Flugreise unternehmen, doch stellten sich bereits Wochen zuvor (nachdem sie die Tickets in Händen gehalten hatte) bei ihr ein »ungutes Gefühl im Magen«, »Druck im Kopf« und »leichter Schwindel« ein, wenn sie an die bevorstehende Reise dachte. Auf die Frage, ob sie schon Flugerfahrungen gehabt habe, antwortete sie, dass sie schon zwei Mal geflogen und der zweite Flug damals sehr unruhig gewesen sei, mit »viel Turbulenzen, viel Ruckeln und Absacken, was gar nicht lustig gewesen war«. Für die Klopfakupressur sollte sie sich gedanklich auf diesen Flug vor drei Jahren konzentrieren, und erneut empfand sie diese Symptome von ungutem Gefühl im Magen, Kopfschmerz und Schwindel, wobei sich das Gefühl im Magen am deutlichsten bemerkbar machte und mit einer Acht eingewertet wurde. [Anmerkung: Bei mehreren Symptomen ist es meist angeraten, sich zunächst auf das stärkste Symptom zu konzentrieren.]

Wir klopften: *»Auch wenn ich dieses ungute Gefühl in meinem Magen habe, wenn ich an diesen unruhigen Flug denke, an dieses ständige Ruckeln und immer wieder Absacken, was gar nicht lustig war, akzeptiere ich mich voll und ganz und gebe mir die Chance, dieses ungute Gefühl aufzulösen«*, und (während Klopfsequenz) *»Dieses ungute Gefühl im Magen ... wenn ich an diesen unruhigen Flug denke ... an dieses ständige Ruckeln und immer wieder Absacken ... was gar nicht lustig war ... ich gebe mir die Chance, dieses ungute Gefühl aufzulösen ...«* Nach vier Klopfrunden war das Magengefühl auf eine Zwei gesunken und Frau C. meinte zu erkennen, dass dieses »Ungute« etwas mit der Wahrnehmung zu tun haben könnte, dass ihr Magen sich so angefühlt hatte, als ob er sich ständig heben und senken würde. *»Auch wenn sich mein Magen wegen diesem Auf und Ab, das schon drei Jahre zurückliegt, noch etwas unwohl fühlt, wenn ich an diesen turbulenten Flug denke, akzeptiere ich mich voll und ganz und gebe mir die Chance, diesen Rest an Ungutem, an Auf und Ab im Magen jetzt vollständig aufzulösen ...«*

Nach fast zwei Klopfrunden stellte sich ein Gefühl der Angst im Bauch ein, ohne dass sie diese genauer benennen konnte. Wir klopften sogleich [Anmerkung: Dieses Mal ohne Setup, weil der Prozess jetzt ins Laufen gekommen war]: *»Dieses unbestimmte Angstgefühl in meinem Bauch ... wenn ich an dieses Auf und Ab bei diesem Flug denke ... ich gebe mir die Chance, diese Angst aufzulösen ...«* Nach weiteren Klopfrunden erkannte sie, **dass sie Angst davor gehabt (und dies**

ganz vergessen) hatte, dass es ihr übel werden und sie sich vor allen Leuten übergeben könnte, was für sie äußerst peinlich gewesen wäre. Wir klopften dieses wichtige Thema: *»Auch wenn ich noch immer diese Angst in mir verspüre, ich könnte mich beim Fliegen in aller Öffentlichkeit übergeben, was mir äußerst peinlich wäre, akzeptiere ich mich voll und ganz und gebe mir die Chance, diese Angst jetzt aufzulösen«*, und (während Klopfrunden) *»Diese Angst, ich könnte mich blamieren ... ich gebe mir die Chance, diese Angst jetzt aufzulösen ...«*
Die Angst reduzierte sich durch dieses Klopfen von einer Sieben auf eine Drei, blieb dort aber »stecken«. Dies war ein Hinweis, dass es nötig war, sich dem Thema »Blamieren können« noch genauer zuzuwenden. Die Frage nach »Blamage-Erlebnissen« in ihrem Leben förderten augenblicklich zwei bedeutende Ereignisse aus jungen Jahren zutage (in der Schule und mit der Mutter), die mit der »Erlebnistechnik« (siehe S. 47 ff.) bearbeitet und aufgelöst wurden. Frau C. wirkte entspannt und meinte, dass sie »diese lange zurückliegenden Erlebnisse wohl doch nicht auf die ganze Menschheit und ihr ganzes Leben übertragen« müsse.
Frau C. sollte nun erneut an den stürmischen Flug denken. Auch bei der Vorstellung, sich übergeben zu müssen, blieb sie gelöst, was ihr den spöttischen, mit einem Lächeln begleiteten Kommentar entlockte: »Besser in die Tüte als auf den Nachbarn.« Die Angst war verschwunden, das ungute Gefühl im Magen, der Kopfdruck und das Schwindelgefühl ebenso, auch dann, als sie den bevorstehenden Flug in ihr Bewusstsein brachte.
Wir hörten von Frau C. erst nach ihrer Reise wieder. Sie hatte seit der Sitzung weder im Vorfeld des Fluges noch während des Flugs unangenehme Empfindungen, konnte die Reise genießen und meinte schließlich: »Ich würde in jedem Falle wieder fliegen.«

Anmerkung: Das eigentliche Thema hinter diesem »Flugstress« hatte also nichts mit dem Fliegen direkt zu tun. Durch dieses scheinbar kleine Thema der Übelkeit wurde ein tiefer liegendes »Störfeld, sich zu blamieren«, aktiviert, welches auf das Fliegen projiziert worden war. Frau C. kann Flugreisen zwar wieder unbeschwert genießen, doch bleibt am eigentlichen Thema »Blamieren« noch einiges zu tun, damit sie über das öffentliche Ereignis Fliegen hinaus unabhängig ist.

Flugfremde Hintergründe

Sollten Sie Ihr »Flugproblem« anhand Ihrer unguten Vorstellungen und/oder Erinnerungen an Flugerlebnisse gut und ausdauernd beklopft haben, die Störung aber nicht weggehen oder wiederkommen, so gilt es, nach anderen Themen Ausschau zu halten. Wie der Fall zuvor gezeigt hat, löst sich die vermeintliche Flugangst manchmal erst dann, wenn versteckte Aspekte, die einen ganz anderen Hintergrund haben, aufgespürt und erfolgreich bearbeitet wurden. Manchmal erweist sich dies als sehr komplex, sodass es professioneller Klopfhilfe bedarf.

Frau K., Ende vierzig, hatte stets starke Herzklopfen, war angespannt, fühlte sich unwohl und schwitzte, wenn die Türen im Flugzeug geschlossen wurden, es an den Start ging, das Flugzeug startete bzw. bei der Landung sich wieder dem Boden näherte. Wir bearbeiteten zunächst ihr Herzklopfen und ihre Anspannung bei der Vorstellung, kurz vor dem Start im Flugzeug zu sitzen. Nach einigen Klopfrunden waren diese Symptome verschwunden. Bei der Vorstellung, wie die Motoren aufdröhnen (»jetzt wird es wirklich ernst«), traten erneut Unruhe und Anspannung auf, die rasch geklärt wurden. Auf die Frage: »Was genau bedeutet diese Situation für Sie?«, meinte sie: »Ich fühle mich ausgeliefert, ich kann nichts mehr beeinflussen, ich muss mich auf die Technik und andere Menschen verlassen.« Bei diesen Worten zeigte sich eine Enge im Brustkorb, die ihre Atmung erschwerte und ihr das Gefühl gab, dass sich ihre Bronchien zu verkrampfen schienen (Einwertung mit Fünf). Während wir dieses Thema beklopften, erkannte sie, dass es mit Angst zu tun habe und dass sie sich jetzt an ein Ereignis mit ihrem kleinen Sohn erinnere, das schon lange zurückliege [Anmerkung: Es geschieht immer wieder, dass sich im Verlaufe des Klopfens etwas Vergessenes zeigt]. Dabei wurde sie von einem kurzen, aber heftigen Weinkrampf geschüttelt. Einige Klopfdurchgänge ohne Worte brachten jedoch wieder Entspannung.

Frau K. berichtete, dass sie mit ihrem kleinen, schmächtigen Sohn Achterbahn gefahren war. Auf der Fahrt hatte sie Panik überfallen, ihr Sohn könne durch die Sicherheitsgurte rutschen und herausfallen. Sie hatte verzweifelt versucht, ihn festzuhalten, was wegen der Fliehkräfte gar nicht möglich gewesen war. Gedanken wie »Ich kann nicht raus«, »Was habe ich uns angetan« und Gefühle von größter Hilflosigkeit und Ausgeliefertsein, verbunden mit ihrer Angst um ihren Sohn, wurden nun mit dem Klopfen angegangen und jeweils aufgelöst. Sie war sichtlich erleichtert und meinte: »Ohne Angst ist es viel schöner.« Sie erkannte, dass sie sich unnötig in Panik versetzt hatte, denn es ging ja gut aus, und in der Tat alles so konstruiert war, dass auch ein so schmächtiger Junge nicht herausfallen konnte.

Wir gingen mit dem Fokus wieder zurück zum Fliegen. Sie konnte in ihrer Vorstellung jetzt entspannt im Flugzeug sitzen, auch das Aufdröhnen der Flugzeugmotoren brachte keine Anspannung mehr, und selbst die kräftige Beschleunigung in der Startphase, das Durchgeschütteltwerden und das plötzliche Abheben und Steigen des Flugzeuges ließen sie entspannt bleiben. Sie blickte dem bevorstehenden Flug (ein paar Tage später) mit Gelassenheit entgegen.

Frau K. kehrte wohlbehalten von ihrer längeren Flugreise zurück. Sie berichtete, dass weder Hin- noch Rückflug für sie ein Problem bedeutet hätten, keine Anzeichen von irgendwelchem Stress aufgetreten seien. Ganz im Gegenteil: Sie sei richtig entspannt gewesen – ein ungewohnter Zustand. Flüge in den Folgejahren verliefen ebenso problemlos.

Beim Thema Flugangst ist bei vielen die Platzangst (Klaustrophobie) ein besonderer Aspekt, der gründlich durchgearbeitet werden muss. Oft hat diese in erster Linie nichts mit dem Flugzeug selbst zu tun, sondern reicht schon viel weiter zurück. Anregungen zum Beklopfen dieses Themas finden Sie ab S. 132.

Herr P., Anfang fünfzig, berichtete von jahrelanger Flugangst, die sich mit Schwitzen, Zittern, leichter Übelkeit und Atembeklemmung bemerkbar machte. Da er beruflich dem Fliegen nicht ausweichen konnte und auch eine Therapie erfolglos geblieben war, dämpfte er während der Flüge seine Ängste mit Beruhigungsmitteln und Alkohol. Der Gedanke an das Fliegen löste in ihm das genannte Symptombild in mittlerer Ausprägung aus, was wir mit ein paar Klopfrunden weitgehend beruhigen konnten. Es wurde deutlich, dass der eigentliche Auslöser für sein Unwohlsein die Enge im Flugzeug war: Er fühlte sich eingesperrt, von der Enge des Flugzeugs und den vielen Menschen erdrückt und spürte den drängenden Impuls, von diesem Ort zu fliehen. Auch bei diesen Themen traten erneut Schwitzen, Zittern und Atembeklemmung verstärkt auf, die erfolgreich in den Klopffokus genommen wurden.
Auf die Frage, ob er sich an etwas erinnern könne, das sich zu Beginn seiner Ängste ereignet habe, Zeiten, in denen er »eingesperrt« gewesen sei, identifizierte er ein Erlebnis in der U-Bahn (und bemerkte nebenbei, dass er das U-Bahn- und Straßenbahnfahren ganz vermeidet). Wir bearbeiteten diese Begebenheit mit der »Erlebnistechnik« (siehe S. 47 ff.) und stießen hierbei auf ein für ihn überraschend großes »Wespennest«: Es zeigte sich die ganze Bandbreite seiner Flugangst-Symptome in höherem Belastungsgrad, während er sich der stickigen Enge in der überfüllten U-Bahn gegenübersah, die in der Tunnelröhre steckengeblieben war. Er erlebte von Neuem, dass er sich hilflos ausgeliefert gefühlt hatte und nahe an einem Kollaps gewesen war. Nach erfolgreicher Auflösung dieser »alten Geschichte« fühlte er sich, als ob »ein schwerer Druck von ihm gewichen« sei.
Danach saß Herr P. in seiner Vorstellung wieder im Flugzeug, machte sich die Enge bewusst und verspürte noch leichte Anspan-

nung in seinem Brustkorb. Trotz Klopfen dieses Themas wollte sich diese Anspannung aber nicht ganz lösen. Also gingen wir auf die Suche nach »unguten« Flugerlebnissen und landeten bei einer Begebenheit, bei der Herr P. längere Zeit auf die Landung warten musste, das Flugzeug »endlose Warteschleifen« drehte und er sich unbewusst mit diesem vergessenen »Steckenbleiben« konfrontiert sah. Auch diese Begebenheit bearbeiteten wir mit der »Erlebnistechnik«, sodass er den mentalen Aufenthalt im Flugzeug schließlich gelöst absolvieren konnte.
Kurze Zeit später meldete sich Herr P., um mitzuteilen, dass er das erste Mal seit Jahren erstaunlich entspannt seinen Flug hatte genießen können – und dies ohne Zuhilfenahme von Alkohol und Medikamenten. Auch sei er wieder U-Bahn gefahren und habe dort vor Ort noch eine restliche Anspannung mit dem Klopfen beseitigen können.

Akute Maßnahmen (Erste Hilfe)

Als Erstflieger ohne Flugangst und auch als »alte Flughasen«, die mit der ganzen Prozedur vor und nach dem Fliegen vertraut sind, ist es sicherlich gut, dieses »Klopfwerkzeug« Akupressur in der »Hilfsapotheke« stets griffbereit zu haben. Zum einen ist man nie vor unerwarteten Unwägbarkeiten gefeit, die einen aus »heiterem Himmel« treffen können, zum anderen kann man durchaus helfend für eine andere Person eingreifen, die sich in akuter Not befindet. Wir geben Ihnen im Folgenden ein paar Anregungen, die Sie leicht auch auf beliebige andere Situationen übertragen können.

a) *Bei der Anreise und im Flughafen:* Nicht selten sind bereits die Anreise zum und der Aufenthalt im Flughafen mit Stress verbunden, der mit dem Fliegen an sich nichts zu tun hat. Denken Sie auch hier ans Klopfen, um diese Störung zumindest zu reduzieren. Dieses Vorgehen ist deshalb von Bedeutung, weil Ihr Energiesystem bei hohem Ausgangsstress vorbelastet ist und es neue

»Störinformationen« – wie beispielsweise Unbehagen, weil das Flugzeug plötzlich absackt oder es sich in einer Gewitterfront mit all seinen Auswirkungen befindet – dann nur erschwert oder ungenügend abfedern kann. »Störfelder« können sich dann festsetzen und letztlich zu unkontrollierbarem Angstverhalten ausufern.

Nehmen Sie aus diesem Grund selbst auch »banale« Unpässlichkeiten, wie beispielsweise Kopfschmerz, Magenzwicken, Müdigkeit etc. zum Anlass, diese sogleich vor Ort zu bearbeiten.

b) *Im Flugzeug:* Kommen akute Störungen zum Vorschein, während Sie sich im Flugzeug befinden, beklopfen Sie diese, sobald Sie die Gelegenheit dazu haben, damit sich dieser Stress nicht in Ihrem System verfestigen kann, wie es im Fall auf Seite 96 leider geschehen war: *»Auch wenn in meinem Magen alles durcheinander ist und ich Angst habe, ich könnte mich übergeben, weil das Flugzeug immer wieder absackt und ich mich wie in einer Achterbahn fühle, ich akzeptiere mich voll und ganz und gebe mir die Chance, meinen Magen wieder zu beruhigen ...«*

Hinweis: Beachten Sie auch die Anregungen unter **Notfallklopfen,** S. 50.

Herr A. berichtete uns – nachdem er EFT bei uns für andere Probleme kennengelernt hatte –, dass er diese Methode erfolgreich bei sich während eines Flugs angewendet habe: Nach anfänglich ruhiger Reise kam das Flugzeug in ein Gewitter. Bereits die Ansage des Flugkapitäns, dass es nun wohl etwas unruhiger zugehen würde, bereitete Herrn A. Sorgen, doch dachte er hier noch nicht an die Möglichkeit des Klopfens. Erst nachdem draußen Blitze zu sehen und die Luftturbulenzen deutlich zu spüren waren, tauchten verstärkt Vorstellungen in ihm auf, dass sie vermutlich nicht mehr heil herunterkommen würden, was in ihm zusätzlich steigende Unruhe und Anspannung auslöste. Er erinnerte sich dann

an das Klopfen und den Hinweis, dass man EFT jederzeit anwenden könne. Er klopfte in seiner Not die Punkte, ohne sich Gedanken über die Reaktion seiner Sitznachbarn zu machen, sprach jedoch die Worte still in sich hinein wie etwa: »*Auch wenn ich jetzt diese Unruhe in mir habe bei diesen Todesgedanken, akzeptiere ich mich voll und ganz und will doch darauf vertrauen, dass es noch nicht so weit ist. Die Besatzung im Cockpit wird schon wissen, was sie der Maschine zutrauen darf*«, und (während Klopfsequenz) »*Diese Unruhe in mir ... diese Katastrophengedanken ... diese Gedanken, die das Schlimmste an die Wand malen ... die werden schon wissen, was sie machen ...*«
Nach einigen Klopfrunden und trotz weiterer heftiger Vibrationen im Flugzeug fühlte sich Herr A. zunehmend ruhig und zuversichtlich und lehnte sich entspannt in seinen Platz zurück. Er meinte dann noch, dass es für ihn interessant und auch überraschend gewesen sei festzustellen, wie rasch und deutlich sich seine Gefühlslage verändert hatte. Die Frage, ob negative Gefühle hinsichtlich des Fliegens entstanden seien, konnte er mit einem klaren Nein beantworten.

c) *Klopfen mit anderen:* Sollten Sie Stress bei Mitreisenden (Ihren Kindern, Ihrem Partner, Mitgliedern aus Ihrer Reisegruppe oder gar Ihrem Sitznachbarn) bemerken, könnten Sie darauf hinweisen, dass Sie eine einfache Technik kennen, die schon anderen bei diesem Unwohlsein geholfen habe und es vielleicht wert sein könnte, es auch hier zu versuchen (auch wenn Sie noch Anfänger auf diesem Gebiet seien). Von Vorteil ist es natürlich, wenn Sie selbst bereits positive Erfahrungen gemacht haben, aber dies ist nicht zwingend notwendig. Zeigt sich die betreffende Person interessiert, weisen Sie sie an, sich auf das Problem zu fokussieren. Dann klopfen Sie bei sich selbst, sprechen die Sätze leise vor und lassen diese Person das Klopfen an sich selbst nachahmen und die Sätze nachsprechen. Der folgende Bericht einer EFT-Anwenderin zeigt Ihnen, wie einfach dies ablaufen kann.

Auf einem Flug saß ich neben einer Frau, der es deutlich anzusehen war, dass sie in großen Nöten steckte. Ich fragte sie danach, ob sie ein wenig Flugangst habe, worauf sie antwortete: »Ich bin wie von Angst gelähmt, und ich denke, dies wird immer so bleiben!« Ich meinte zu ihr: »Nicht notwendigerweise, ich kenne einen schnellen und einfachen Weg, sich von dem zu befreien, was Sie gerade durchmachen.« [Anmerkung: Besser wäre eine defensivere Aussage, wie zum Beispiel: »Ich kenne eine gute Methode, die Ihnen vielleicht Erleichterung verschaffen könnte.«] Sie betrachtete mich mit weit geöffneten Augen und wollte wissen, was es sei. Ich gab ihr eine sehr kurze Beschreibung von EFT und fragte: »Möchten Sie es ausprobieren?« [Anmerkung: Die Beschreibung könnte z.B. folgendermaßen sein: »Es ist eine Entspannungsmethode, die man auch als eine Art ›psychische Akupunktur ohne Nadeln‹ bezeichnen kann, bei der man bestimmte Punkte mit den Fingern beklopft, während man auf sein Unwohlsein fokussiert ist und bestimmte Sätze sagt.«]
Die Frau war derart ängstlich, dass sie wohl alles gerne aufgegriffen hätte. Wir klopften einige Runden, was rasch zu einer guten Entspannung führte. [Anmerkung: Als Klopfthemen wurden sicherlich all die Wahrnehmungen und Beschreibungen dieser Frau verwendet, also ihre körperlichen Erscheinungen der Angst und das, was ihr beim Fliegen den Stress bereitet.] Sie blickte mich ungläubig an. Später meinte sie, dass sie das erste Mal aus dem Fenster geblickt und eigentlich vorgehabt hätte, sich einen doppelten Drink zu nehmen, um sich einigermaßen beruhigen zu können. Doch sie habe dies ganz vergessen und stattdessen einen Fruchtsaft genommen. Sie konnte ihr Erstaunen kaum verbergen und sagte sogar: »Kaum zu glauben, diese Turbulenz hätte mich normalerweise ziemlich geängstigt.« ... Sie verließ das Flugzeug mit einem breiten Grinsen. (G.C.)

Wenn man das Flugproblem eines Sitznachbarn aufgreift, kann dies neben positiven Ergebnissen einen längeren Flug auch kurzweiliger werden und mitmenschliche Kontakte entstehen lassen. Der Bericht einer Klopfanwenderin weist in diese Richtung:

Ich bestieg das Flugzeug und kam neben einem stark muskulösen Mann zu sitzen, der offensichtlich mit Flugangst zu tun hatte. Er arbeitete als Fahrer eines Sattelschleppers, dessen Fahrzeug stehengeblieben war, und der nun nach Denver zurückfliegen musste, um dort einen Wagen zu holen, mit dem er sein Fahrzeug abschleppen konnte. Ich fragte ihn, ob er bereit sei, etwas sehr Seltsames auszuprobieren, das ihm vielleicht helfen könne, damit er sich wieder besser fühle. Er war neugierig und sagte: »Ja, ich würde nahezu alles versuchen.«

Wir klopften unter anderem: *»Auch wenn ich das Fliegen hasse ... auch wenn ich es nicht vertrage, mit all den Leuten in diesem Flugzeug zusammengepfercht zu sein, deren Atem ich einatmen muss ... auch wenn ich jetzt nicht in meinem Fahrersitz sitzen kann ...«* Wir klopften nicht viel mehr als eine Minute. Er atmete tief durch, schaute mir in die Augen und meinte: »Was haben Sie mit mir gemacht? ... Das wird nicht anhalten!« Ich antwortete: »Auch das sollten Sie klopfen mit: *»Auch wenn ich denke, dies kann nicht sein ...«* Er musste lachen.

Wir unterhielten uns unter anderem über seine Frau und deren Probleme sowie über seine Ängste, über Brücken zu fahren (das wir beklopften), bis der Flieger landete und wir die Maschine verließen. Er sah mich nochmals an, bedankte sich und sagte, er könne es noch immer nicht glauben, dass er so problemlos geflogen sei. (G.C.)

d) *Klopfen für andere:* Wie Sie von S. 46f. wissen, kann man auch für andere Personen an sich selbst klopfen (»Surrogatklopfen«). Nehmen Sie inneren Kontakt zu der betreffenden Person auf, stimmen Sie sich auf deren Problem ein und wenden Sie die Klopfakupressur darauf an (die Varianten für das Klopfen in der Öffentlichkeit und das »mentale Klopfen« finden Sie auf Seite 44ff). Was dabei geschehen kann, zeigt die folgende Begebenheit.

Wir (die Autoren) befanden uns am Flughafen von Heraklion und warteten auf unseren Rückflug. Der Raum zu den Abfluggates war von vielen Menschen gefüllt, es herrschte eine lärmende, enge und unruhige Atmosphäre. In unserer Nähe trug ein Grieche seine kleine Tochter (etwa zwei Jahre alt) auf dem Arm. Sie zappelte, weinte, schien ziemlich genervt und überfordert. Wir schauten uns an und beschlossen, etwas für das Mädchen zu tun, und wendeten EFT in der Surrogatform für sie an (dabei klopften wir lediglich unsere Finger in der Einhand-Variante und dachten die Sätze nur, siehe S. 44 f.). Nach ein paar Runden mit *»Auch wenn du gerade diesen Stress hast und dir alles zu viel ist, bist du doch ein starkes Mädchen, das auch diesen Stress gut hinter sich bringen kann. Auch wenn du diese Probleme mit all den Menschen und dem Lärm hast und du so unruhig dabei wirst, bist du ein tolles Mädchen.«* Nach nicht mehr als fünf Minuten wirkte das Mädchen plötzlich ruhig und entspannt, wollte von Papas Arm und stand jetzt sicher und wie ausgewechselt neben ihm. Sie zeigte sogar Anzeichen von Freude.

Etwas später, in der Schlange vom Gate zum Bus, der uns zum Flugzeug bringen sollte, hörten wir vor uns das verzweifelte Schreien eines etwa einjährigen Mädchens, das in den Armen der Mutter lag. Auch sie wirkte genervt, überfordert, gereizt. Wir wagten einen weiteren Versuch. Nach wenigen Minuten war das Mädchen still und lag jetzt ruhig in den Armen ihrer Mutter.

Im Flugzeug, fünf Reihen vor uns auf der anderen Seite des Ganges, legte dann nach dem Start ein Baby los, das von der hektisch agierenden Mutter nicht zu beruhigen war. Obwohl wir das Kind nicht sehen konnten, wagten wir nun die Probe aufs Exempel, um festzustellen, ob die vorherigen Erfahrungen nur Zufall gewesen waren. Wir starteten also erneutes Surrogatklopfen mit dem Einhand-Finger-EFT, stimmten uns auf die möglichen Nöte des Kindes ein und formulierten in uns still entsprechende Sätze. Nach wenigen Minuten war das Kind völlig ruhig. Dies blieb auch den ganzen Flug über so. Selbst beim Landeanflug, beim Landen selbst und beim Aussteigen war vom Kind nichts mehr zu hören. Als wir dann beim Aussteigen am Sitzplatz der Eltern vorbeikamen, sahen wir das Baby friedlich und entspannt schlummern.

In diesem Kapitel haben wir Ihnen gezeigt, dass Sie Ihre Flugangst weder hinnehmen noch bekämpfend unterdrücken oder gar in den Griff bekommen müssen. Nicht weniger steht Ihnen zu, als diese »Geisel« voll und ganz zum Verschwinden zu bringen. Versuchen Sie sich an Ihrem Flugproblem bzw. wenden Sie sich an erfahrene Klopfanwender, sollte sich die Störung als zu komplex und zu aufwühlend erweisen.

Generalisierte Angststörung *siehe* »Allgemeine Angst«, *S. 60.*

HÖHENANGST

Auch wenn wir »Erdenbürger« noch festen Boden unter den Füßen haben, ist doch für viele der Gang in die Höhe unmöglich oder mit großem Stress und Unsicherheit verbunden. Bei den Betroffenen sind deshalb Vermeidungsstrategien an der Tagesordnung. Allein nur die Vorstellung von einem Aufenthalt in einem hohen Gebäude, einer Fahrt entlang einer Küstenstraße oder über eine Brücke (siehe auch S. 84), einer Bergwanderung, dem Fahren in einem Sessellift oder einer Gondel und selbst der Gedanke, auf einem Balkon zu stehen oder eine Leiter zu besteigen, löst bei den von Höhenangst (Tiefenangst) Betroffenen erhebliches Missempfinden aus. Sie werden beherrscht von bedrohlichen Fantasieszenarien, dass sie abstürzen könnten, den Boden unter den Füßen verlieren, zerschmettert am Boden liegen oder ohne Kontrolle sein (wie es sich bei einer Klientin zeigte, die »sich einem Sog in die Tiefe« ausgesetzt sah, siehe S. 85).

a) Bei der »Trockenübung« (siehe z.B. S. 59 und 90) stellen Sie sich beispielsweise vor, sich in einer bestimmten Höhe zu befinden und von dort hinunterzuschauen. Dabei kann es sich um eine Leiter handeln, um einen Balkon, einen Kirchturm, eine Stadtmauer, einen Sessellift, eine Gondel, ein Flugzeug etc. Gehen Sie in Kontakt mit diesen inneren Bildern und achten Sie darauf, ob irgendein Unwohlsein in Ihnen zum Vorschein kommt. Dieses ziehen Sie dann als Thema für das Klopfen heran.

Frau B., Anfang dreißig, hatte ihre Probleme mit der Höhe und konnte nicht einmal auf einer Leiter stehen, ohne dass sie von Angst befallen wurde. Sie sollte sich nun diese Leitersituation vorstellen, was ein leichtes Schwitzen in ihr hervorrief. Wir klopften: *»Auch wenn ich dieses Schwitzen am ganzen Körper spüre bei dem Gedanken, auf einer Leiter zu stehen, akzeptiere ich mich voll und ganz und gebe mir die Chance, dieses Schwitzen jetzt aufzulösen ...«* Mit Erstaunen stellte sie nach nur vier Klopfrunden fest, dass diese inneren Bilder auf der Leiter sie entspannt ließen. Sie wurde dann mit einer »realen« Leiter konfrontiert. Der Anblick führte lediglich zu einem schwach wahrnehmbaren unguten Gefühl im Bauch, das wir ebenfalls auflösten. Die Aufforderung, auf die erste Stufe der Leiter zu steigen, ließ sie ein wenig zögern. Auf Nachfrage meinte sie, dass sie zwar keine Ängste mehr verspüre, aber es doch nicht sein könne, dass ihre Ängste nicht mehr da seien. Wir klopften zum Beispiel: *»Auch wenn ich diese Zweifel habe, dass es so einfach und schnell sein kann und sich meine Ängste einfach verabschieden, wo sie doch so treu zu mir waren ...«*
Sie wurde neugierig und bestieg die erste Sprosse – keine Spur von Angst. Etwas mutiger kletterte sie die nächsten Stufen hoch – erneut keine Spur von Angst. Sie wollte sich dann gleich freihändig ganz oben hinstellen, doch nun spürte sie ihr Herz etwas höher schlagen. Sie blieb also auf der sicheren Höhe stehen, während sie klopfte: *»Auch wenn mein Herz höher schlägt, wenn ich mir vorstelle, ich stelle mich ganz oben auf die Leiter ...«* Ein paar Klopfrunden genügten, und sie ging wie selbstverständlich und sicher nach ganz oben, stand mit einem Lächeln auf der obersten Sprosse und wagte sogar, die Leiter loszulassen. Diese neue Freiheit gefiel ihr sichtlich: Sie ging wieder herunter, stieg erneut hoch, schaute um sich – und fühlte sich gut. Auch ein anschließender Test auf einem Balkon er-

wies sich als problemlos. Dies blieb weiterhin so. Bei dieser Prozedur wurde sie stets mit sichernder Achtsamkeit von uns begleitet.

Dem folgenden Fall liegt ein etwas versteckterer Zusammenhang zugrunde, der sich nicht sofort gezeigt hatte:

Herr L., Ende zwanzig, berichtete, dass er bereits schon länger an Höhenangst litt, die sich auch gegenüber Therapieversuchen als resistent erwiesen hatte. Der Gedanke an Höhe führte dazu, dass sich ihm der Bauch zusammenzog. Wir klopften unter anderem: *»Auch wenn sich mein Bauch so stark zusammenzieht, wenn ich an Höhe denke, akzeptiere ich mich voll und ganz und gebe mir die Chance, dieses Zusammenziehen im Bauch jetzt aufzulösen«*, und (während Klopfsequenz) *»Dieses Zusammenziehen im Bauch ... wenn ich an Höhe denke ... ich gebe mir die Chance ..., ich löse dieses Zusammenziehen im Bauch jetzt auf, ich sitze doch hier auf diesem Stuhl in diesem Zimmer ...«* Nach einigen Klopfrunden wagte er sich in die Vorstellung, dass er im Treppenhaus seiner Wohnung nach unten schaut, was ein Gefühl der Übelkeit erzeugte und ihm einen Würgelaut entlockte (Einwertung mit Sechs bis Sieben). Wir klopften unter anderem: *» ... dieses Ähhh-Übelkeitsgefühl, wenn ich daran denke, dort runterzuschauen ... dieses Ähhh-Gefühl ...«* Die Störung löste sich auf, doch es trat ein weiteres Bild in seinen Fokus: Als Kind steht er auf seinem Bett direkt am Fenster und schaut von der 4. Etage hinunter, was in ihm eine Angstwahrnehmung mit Einschnürgefühl im Hals hervorrief. Einige Klopfrunden mit *»Auch wenn ich dieses widerliche Zusammenschnüren im Hals verspüre, wenn ich mir vorstelle, da runterzuschauen ...«* führten zu keinem nennenswerten positiven Ergebnis. Doch nun erinnerte er sich an eine vergessene Begebenheit, bei der er als Achtjähriger vom 3-Meter-Turm im Schwimmbad gefallen war. Wir verwendeten für die Bearbeitung dieses Ereignisses die »Erlebnistechnik« (siehe S. 47).
Er wählte die Überschrift »Der Sturz vom Turm«, was in ihm ein mittleres Unbehagen aktivierte, das wir erfolgreich beklopften. Er

begann nun, die Szene Bild für Bild zu schildern: »Der Schwimmlehrer sagt ›Ihr springt jetzt alle‹, ich bin voller Freude, klettere hoch, stehe oben und sehe hinunter, ob alle zuschauen, bin stolz ... und liege unten.« Auftretende Störungen wurden jeweils beklopft, ohne jedoch vollständig aufgelöst werden zu können. Es fiel auf, dass er Schwierigkeiten damit hatte, sich an den unmittelbaren Moment vor dem Sturz zu erinnern: Er steht oben, schaut hinab und liegt immer gleich unten. Wir nahmen deshalb genau diese Sequenz in den Fokus, indem er sich diesen Moment in Superzeitlupe vorstellen sollte. Er kletterte also in seiner Vorstellung erneut die Leiter hoch, dieses Mal ganz langsam ... bis zur vorletzten Stufe vor dem Sturz: Dann überwältigte ihn bei dieser 13. Stufe großes Unwohlsein (Einwertung mit Acht bis Neun): *»Auch wenn ich dieses Ohhh-Gefühl in meinem Bauch und Nacken habe, wenn ich mir wieder vorstelle, wie ich auf der Leiter auf der 13. Stufe stehe, bin ich so o.k., wie ich eben jetzt o.k. sein kann* [er konnte hier nicht sagen, dass er o.k. ist], *und mache mir bewusst, es ist schon lange vorbei ...«* Es folgten einige Klopfrunden mit: *»Dieses Ohhh-Gefühl auf der Leiter ... es darf gehen ... habe es doch geschafft ... ist doch schon lange vorbei ... muss es nicht 100-mal wiederholen ...«* Er spürte einen Anflug von Lachen, wehrte sich kurz dagegen und entschied sich fürs Lachen.

Wir testeten diesen spezifischen Aspekt: Er steht wieder auf der 13. Stufe, aber diese Vorstellung bleibt jetzt ohne irgendeine Belastung. In seinen inneren Bildern ging er weiter – in Superzeitlupe – auf die 14. letzte Stufe: Jetzt erinnerte er sich, dass er sich umdreht, dass er dem Publikum in seinem Stolz zuwinkt – und dadurch den Halt verliert. Dieser Gedanke blieb jedoch frei von Unwohlsein, ebenso das intensive innere Wiedererleben seines Falles. Wir baten ihn, nochmals in die Vorstellung zu gehen, wie er von oben herunterschaut. Es zeigte sich dann nur noch ein leichtes Zwicken im Bauch, von dem er mit dem Klopfen befreit wurde.

Zum Testen gingen wir zu einem Fenster in der ersten Etage, wo er das Fenster öffnete und hinunterschaute. Es machte ihm nichts mehr aus. Auch sollte er erneut an den Fall vom Turm denken und ihn nochmals durchgehen, was ihn unbeeindruckt ließ. Einige Zeit später meldete er sich mit der Botschaft, dass die Höhenangst der Vergangenheit angehört.

Selbst wenn Sie sich nach der »Übung im Trockenen« und dem Aufarbeiten eines Höhenerlebnisses befreit fühlen, heißt dies noch nicht zwingend, dass Sie Ihre Höhenangst bereits gänzlich los sind – obgleich dies oftmals der Fall ist. Die eigentliche »Nagelprobe« findet stets vor Ort statt, das heißt in diesem Falle in der Höhe. Zeigen sich dann noch Reaktionen, beklopfen Sie diese Symptomatik bis auf Null (siehe Punkt b), bevor Sie den nächsten Schritt beim »realen« Testen wagen (beachten Sie hierzu auch die Hinweise auf S. 37 und 115).

b) *Akutes Geschehen:* Von Höhenangst Betroffene können entsprechende Situationen nicht immer vermeiden, sei es, weil sie diese »Unzulänglichkeit« beispielsweise sich selbst und anderen nicht eingestehen bzw. sich nicht einschränken lassen wollen oder weil nach Anwendung der Klopfakupressur noch relevante versteckte Themen (Aspekte) beim Klopfen im »Trockenen« unbeachtet blieben. Aber auch Menschen, die bislang von Angst verschont wurden, können in Lebenslagen geraten, in der Höhe unerwartet zum Problem wird und sie mit Ängsten konfrontiert sind. Gut, wer sich dann an Klopfakupressur erinnert, um diese akuten Störungen zu reduzieren bzw. zu beseitigen.
Nehmen Sie das Missempfinden in Ihren Fokus und beklopfen Sie es so lange, bis sich Besserung einstellt. Beachten Sie auch jeweils die ganz spezifischen Aspekte, die diese Angst, Unsicherheiten oder körperlichen Stressreaktionen auslösen. Dies kann zum Beispiel die Tiefe sein, die einen hinunterziehen möchte, die Bewegungen der Autos oder eines Flusses weit unten, die Vorstellung, zerschmettert oder schwer verletzt am Grund zu liegen, ohne dass es jemand bemerkt etc.

Für das »Gesundheitsmagazin« des Fernsehsenders *RAI Bozen* demonstrierte Horst Benesch die Anwendung von Klopfakupressur bei einer Frau mit Höhenangst, die zwar gerne wandern ging, sich aber nicht auf Wege wagte, die seitlich steil bergab fielen. In diesem Falle klopften wir nicht im Studio lediglich mentale Vorstellungen (siehe Trockenübung, S. 59), sondern filmten vor Ort eine Höhensituation. Zunächst versuchten wir es auf dem Flachdach eines höheren Gebäudes, von dem sie hinunterschauen sollte, doch sie meinte, dass ihr die Höhe bei Anwesenheit eines Geländers nichts ausmache, was der Test auch bestätigte. Ich fuhr also mit ihr, der Moderatorin und dem Kameramann auf ein Bergplateau mit Blick auf Bozen, bei dem ein steiler Abbruch gegeben war. Die Frau stand noch in sicherer Entfernung vom Abbruch, doch sie verspürte bereits unsicheres Zittern in den Knien.

Wir klopften zum Beispiel: *»Auch wenn ich dieses unsichere Zittern in den Knien habe, wenn ich auf diese Klippe schaue, wo es steil bergab fällt, akzeptiere ich mich voll und ganz und mache mir bewusst, dass ich noch immer auf festem Boden stehe, und gebe mir die Chance, meinen Knien zu vertrauen, die mich bislang so viele Jahre sicher durch die Welt getragen haben. Vielleicht kann ich ihnen Vertrauen schenken«*, und (während Klopfsequenz) *»Dieses unsichere Zittern in den Knien ... dieses unsichere Zittern in den Knien ... wenn ich auf diese Klippe schaue, wo es steil bergab fällt ... ich mache mir bewusst, dass ich noch immer auf festem Boden stehe ... ich gebe mir die Chance, meinen Knien zu vertrauen, die mich bislang so viele Jahre sicher durch die Welt getragen haben ... «* Zwei kurze Klopfrunden genügten, bis sie feststellte, dass sie sich trotz Anblick der Klippe jetzt sicher fühlte.

Auf die Frage, ob sie sich dem Abgrund ein wenig nähern möchte, verspürte sie erneut Unsicherheit, die wir sofort mit einer Klopfrunde auflösten. Sie ging dann auf dem Plateau einige Schritte weiter zum Abgrund vor, bis sie erneut dieses unsichere Zittern in den Knien und eine Schwäche in den Beinen wahrnahm. Wir klopften erneut, bis sich auch diese Reaktionen aufgelöst hatten. So arbeiteten wir uns Schritt für Schritt an den Abgrund heran,

bis sie schließlich am äußeren Ende des Plateaus stand (mit meiner absichernden Nähe!) und mit Entspanntheit und ungläubig-erstaunter Freude auf das darunterliegende Bozen schaute. Sie ging wieder zurück, konnte es nicht glauben, was sie erlebt hatte, und trat dann erneut – dieses Mal ganz alleine – mit sicheren Schritten zum Plateauabbruch vor. Sie fühlte sich in dieser geländerlosen Situation das erste Mal seit vielen Jahren wieder ganz stabil auf ihren Beinen, bewegte sich dann mit mir auf dem Plateau einige Meter weiter seitlich, wo sie auf die durch Bozen fließende Eisack schauen konnte. Hier verspürte sie erneut eine gewisse Unsicherheit.
Also gingen wir einige Schritte zurück und beklopften diesen neuen Aspekt ihrer Höhen- bzw. Tiefenproblematik [dieser Aspekt hatte mit der Bewegung des Flusses in der Tiefe zu tun, was als Teilthema bei Höhenangst gar nicht so selten ist]. Auch hier genügten einige wenige Klopfrunden, bis dieses Thema erledigt war und sie sicher, gelassen und entspannt auf den Fluss blickte. Sie lief noch einige Male ganz erstaunt auf dem Plateau hin und her und genoss den grandiosen Ausblick auf Stadt und Natur. Neugierig erwartet sie nun die neue »Wandersaison«.

Auf Anfrage bei der betroffenen Frau mehr als ein Jahr später kam folgende Zustandsmeldung: Es gehe ihr schon viel besser mit der Höhenangst. Sie traue sich jetzt, auf Pfaden zu laufen, die talwärts, also auf einer Seite steil abfallen. Früher hätte sie sich nie auf einen solchen Pfad begeben. Ihr Mann habe ebenfalls bestätigt, dass es ihr viel besser gehe. Was sie noch auslassen würde, seien die Gipfel und jene Pfade, die zu beiden Seiten hin abfallen. Diese Angst davor wollte sie aber auch nicht angehen. Sie sei zufrieden mit dem Erfolg, den sie bisher durch EFT hatte.
Wie sich zeigt, ist das bearbeitete Thema also tatsächlich erledigt, nämlich die Angst vor einem nach *einer* Seite hin abfallenden Pfad. Das noch bestehende Unbehagen bei anderen Situationen, zum Beispiel bei Gipfeln, weist darauf hin, dass noch weitere Teil-

aspekte des Problems »Höhenangst« einer Bearbeitung bedürfen. An diesem Beispiel wird deutlich, wie wichtig es ist, auf verschiedene Aspekte zu achten und diese einzeln zu bearbeiten, um völlige Freiheit zu erlangen.

Christin (die Autorin dieses Berichtes) ließ sich trotz ungutem Gefühl von ihrem Ehemann überreden, in eine Art Sessellift zu steigen, der sie über verschiedene Gehege eines Zoos führte. Sobald sie den Boden unter den Füßen verloren hatte, wurde sie von Angst überwältigt und wollte nur noch »aus diesem blöden Lift fliehen«, was ihr jedoch verwehrt war. Sie erinnerte sich an EFT und klopfte: *»Auch wenn ich kaum atmen kann, mein Herz bis zum Hals schlägt, mein Mund vollkommen trocken ist und ich diesen Ärger auf meinen Mann habe, der mich in diese missliche Lage gebracht hat ...«* [Anmerkung: Ein weiteres Thema könnte der Ärger über sich selbst sein, dass sie wieder mal nicht Nein hatte sagen können.] Nach einigen Klopfrunden fühlte sich Christin bereits viel besser, sodass sie mit dem Klopfen aufhörte und Freude daran hatte, Fotoaufnahmen zu machen. (G.C.)

Wichtiger Hinweis: Wenn Sie direkt vor Ort eine Höhenangst bearbeiten bzw. Klopfergebnisse testen wollen, tun Sie dies nie allein, sondern immer mit absichernder Begleitung! Achten Sie stets darauf, wann erste Anzeichen von Unsicherheiten in Ihnen auftauchen. Gehen Sie dann wieder ein wenig zurück oder ein paar Stufen hinab. Beklopfen Sie die entstandene Störung und wagen Sie sich erst wieder zum nächsten Schritt, wenn Sie sich auch sicher dabei fühlen. Bei dieser Vorgehensweise ist Heldentum in keinster Weise gefragt. Machen Sie auf dem Weg zu Ihrer »Höhenfreiheit« keinen Schritt zu früh, wenn Sie dazu noch nicht bereit sind!

Anmerkung: Wenn Sie Ihre Höhenängste mit der Klopfakupressur angehen, beklopfen Sie nur den Anteil »irrationaler Angst«. Ihre angemessene Vorsicht in unsicheren Situationen bleibt in jedem Falle als natürliches Verhaltensmuster erhalten.

Angst vor Hunden siehe Tierphobien, S. 162, 166.

KRANKHEITSPHOBIEN

Hier haben wir es mit einem Geschehen zu tun, bei der die Angst vor Krankheit das Denken bestimmt, deshalb spricht man auch von einer »Krankheitsphobie«. Betroffene leben mit dem »Damoklesschwert« einer möglichen schweren Erkrankung und fühlen sich in ihrer Gesundheit bedroht, obgleich ärztliche Untersuchungen Entwarnung geben. Wir haben es hier jedoch nicht mit einer Hypochondrie an sich zu tun, bei der jemand davon überzeugt ist, dass eine Krankheit bereits besteht, dennoch wird die Krankheitsphobie als eine Untergruppe von hypochondrischen Störungen eingeordnet.

Am verbreitetsten finden sich bei dieser Art von Phobie spezifische Ängste, die sich auf das Herz (Herzphobie), auf eine Krebserkrankung (Cancerophobie) und auf AIDS beziehen.

Betrachten wir exemplarisch die Herzphobie, die gar nicht so selten vorzufinden ist und die in engem Zusammenhang mit Panikanfällen stehen (manche bezeichnen die Herzphobie sogar als eine spezielle Form des Paniksyndroms): Wurde das Herz durch tatsächliche Erkrankung (Herzinfarkt oder eine notwendige Herzoperation z.B. wegen eines Klappenfehlers) in den Angstfokus gerückt, wird das Verhältnis zum Herzen verständlicherweise empfindlich gestört, und es macht sich Unsicherheit über dessen Zuverlässigkeit breit, selbst wenn Ärzte wieder »grünes Licht« gegeben haben. Aber auch vermeintliche Bedrohungen, weil die Herzgegend in bestimmten Situationen der körperlichen wie seelischen Überlastung (Unfall, Stress, Verlassenwerden – bei dem »das Herz verletzt« wird –, aber auch übermäßiger Nikotin- und

Kaffeegebrauch etc.) vernehmbar war oder weil sich ein Kreislaufzusammenbruch ereignete, können dazu führen, dass die gewohnte Sicherheit in Bezug auf das Herz verloren geht und eine phobische Entwicklung einsetzt.
Dieser Personenkreis hat es dann mit ständiger Angst vor einem nächsten »Herzanfall« (siehe auch »Die Angst vor der Angst«, S. 65) und auch kurzzeitigen Angstanfällen zu tun, die mit starkem Herzklopfen, Blutdruckerhöhung, schwerem Druck- und Beklemmungsgefühl in der Herzgegend, Atemnot, Schweißausbruch, Schwindel, Übelkeit, Ohnmachtsgefühl, Zittern und Todesangst einhergehen. Eine Spirale wird in Gang gesetzt, die dazu führt, dass man jegliche Anstrengung und Aufregung vermeidet und die Ängste sich ausweiten. Nicht selten finden sich bei diesen Personen dann auch die Agoraphobie (siehe S. 67) und Platzangst (S. 132).
Mit der Klopfakupressur lässt sich das »Rad« dieser Angstentwicklung wieder zurückdrehen:

a) Zeigen sich akute körperliche Symptome in der Herzgegend, lösen Sie diese mit dem Klopfen auf, zum Beispiel: *»Auch wenn ich wieder diese messerartigen Stiche in meiner linken Brusthälfte habe, akzeptiere ich mich voll und ganz und gebe mir die Chance, diese Stiche jetzt aufzulösen«*, und (während Klopfsequenz) *»Diese messerartigen Stiche in meiner linken Brusthälfte ... ich gebe mir die Chance, ich löse diese Stiche jetzt auf ... diese messerartigen Stiche in meiner linken Brusthälfte ...«* Machen Sie einige Klopfrunden und geben Sie nicht auf, wenn sich nicht sofort positive Resultate zeigen. Beachten Sie die Hinweise unter b) bis d) und ab S. 39, wenn trotz Ausdauer beim Klopfen diese körperlichen Zeichen nicht weichen wollen bzw. immer wieder in Erscheinung treten.

b) Sollten Sie unter Angstanfällen leiden, ist es wichtig, auf die ersten kleinen Vorboten zu achten und diese, wie unter a) beschrieben, als akute Erscheinungen zu beklopfen. Sind Sie damit erfolgreich, ist die Chance groß, dass die Angstspirale sich nicht weiterdreht und sich Entspannung einstellt.

c) Von Bedeutung ist auch, dass Sie Ihr Angstdenken beobachten, das sich mit dem beschäftigt, was eintreten könnte, aber nicht ist. Lesen Sie hierzu auch noch einmal unter »Die Angst vor der Angst« ab Seite 65 nach. Klopfen Sie beispielsweise: *»Auch wenn ich mir selbst nicht mehr vertraue und schon gar nicht mehr meinem Herzen nach diesem Infarkt und ich jetzt ständig aufpassen muss, ob alles richtig läuft, akzeptiere ich mich voll und ganz, ist doch verständlich, dass es so ist, aber ich gebe mir die Chance, mir und meinem Herzen wieder mehr zu vertrauen, es tut schon mein ganzes Leben lang sein Bestes für mich, obwohl ich ihm einiges zugemutet habe«*, und (während Klopfsequenz) *»Dieses Misstrauen mir und meinem Herzen gegenüber ... dieses ständige Aufpassen müssen, ob alles richtig läuft ... ich gebe mir die Chance, ich will mir und meinem Herzen wieder mehr vertrauen ...«*

d) Ganz auf der sicheren Seite sind Sie erst dann, wenn Sie Situationen aus Ihrer jüngsten und älteren Vergangenheit hervorholen, die in Beziehung zu diesen Ängsten stehen. Dies kann ein Unfall sein, die Mitteilung des Arztes, dass Sie am Herzen operiert werden müssen, die Operation selbst, der Herzanfall, der Kreislaufzusammenbruch oder andere Angstanfälle, die Sie bereits hinter sich haben etc. Bearbeiten Sie diese Begebenheiten mit der »Erlebnistechnik« von Seite 47ff. äußerst gründlich, um alle möglichen versteckten Aspekte aufzuspüren, wozu hier auch das Thema »Begegnung mit dem Tod« gehört (Anregungen siehe S. 176). Selbst wenn Sie bereits erfahren mit der Klopfakupressur sind, sollten Sie für diese Arbeit die Unterstützung eines erfahrenen Klopfanwenders in Anspruch nehmen.

Herr R., Ende vierzig, stand voll im Leben, als er plötzlich zusammenbrach und erleben musste, dass er dieser Situation hilflos ausgeliefert war. Obgleich der Notarzt in kurzer Zeit eintraf und Entwarnung gab, dass kein Herzinfarkt oder Schlimmeres der Grund war, sondern es sich um einen Burnout-Zusammenbruch handelte, kam Herr R. erst nach drei Tagen aus dem Krankenhaus zurück, weil er den Diagnosen nicht traute. Er bemerkte, dass Ängste »ins Rollen gekommen« waren und ihn Gedanken an ein krankes Herz nicht mehr losließen. Trotz Psychopharmaka blieb er mit Überlebensängsten, Schlafstörungen, Antriebslosigkeit und Grübeleien konfrontiert.

Wir richteten den Fokus unmittelbar auf die Situation, die diesen Wendepunkt in seinem Leben eingeläutet hatte, und arbeiteten mit der »Erlebnistechnik«. Er erkannte, dass er in beruflicher Überlastung gewesen war, erlebte erneut – Bild für Bild – den Zusammenbruch: wie er sich zunächst unwohl fühlte, wie ihn ein Schwächegefühl ergriff, wie er die Kontrolle über seinen Körper verlor, wie er fiel, wie er am Boden lag, wie er sein Ableben erwartete ... All diese Aspekte wurden erfolgreich gelöst, vor allem auch die Begegnung mit dem Tod, was für ihn ein völlig neues Thema war.

Nach drei Sitzungen fühlte er sich wieder viel lockerer, die Todesangst war gewichen. Doch er erlebte immer wieder Unsicherheit und Bedenken, ob nicht doch etwas falsch mit ihm sei. Er beobachtete jede abweichende Körperreaktion, lauschte auf jedes vermeintliche Krankheitsanzeichen seines Herzens und interpretierte sie sogleich als einen Beweis dafür, dass eben doch etwas nicht stimmte. Bei diesem Thema war viel Klopfarbeit nötig, um zu einer Entspannung zu gelangen.

Immer deutlicher trat dann ein ganz alter Zusammenhang zutage, der mit seiner Mutter zu tun hatte: mit ihren ständigen Ängsten, dass etwas passieren könnte, und ihre Besorgnis um mögliche Krankheiten, die er in seinem Denken übernommen hatte. Das Klopfen zahlreicher Aspekte brachte ihm auch in dieser Hinsicht mehr Entspannung.

Deutlich wurde dann auch, dass er sich immer wieder antrieb, über seine Grenzen zu gehen, eigene hochgesteckte Normen zu erfüllen, um die fehlende Anerkennung seitens seiner Eltern zu kompensieren, was letztendlich zu diesem Zusammenbruch geführt hatte. Es waren insgesamt etliche Sitzungen notwendig, in denen sich Herr R. von seinen Ängsten vollständig befreite. Er nimmt sich jetzt mehr Zeit für sich und seine Familie, genießt sein Leben mit größerer Bewusstheit und Dankbarkeit, fühlt sich insgesamt »angenehmer und freier als jemals zuvor«.

Einen gänzlich unerwarteten und vergessenen Hintergrund für das jahrelang vorhandene Angstproblem offenbart der nachfolgende Fall:

Vor einigen Jahren kam Frau P., Ende vierzig, in die Praxis und berichtete, dass sie bereits seit Jahren unter der großen Angst leide, ihr Herz könne stehen bleiben. Sie lausche ständig auf ihre Herztöne, und jede Unregelmäßigkeit, wie etwa Extrasystolen, würden sie in Panik versetzen. Deshalb habe sie auch schon lange schwere Schlafprobleme. Die Ärzte hätten ihr versichert, dass mit ihrem Herzen alles in Ordnung sei. Diese Befunde und auch medikamentöse und therapeutische Versuche hätten jedoch keine Besserung gebracht.
Wir ließen sie an ihr Herz denken, was in ihr sofort starkes Herzklopfen mit Schwitzen auslöste (Einwertung mit Sieben). Wir klopften zum Beispiel: *»Auch wenn ich jetzt dieses starke Herzklopfen mit diesem Schwitzen habe, wenn ich an mein Herz denke, bin ich vollkommen o.k. und gebe mir die Chance, dieses Herzklopfen und Schwitzen jetzt aufzulösen …«* Die Symptome wurden etwas leichter, doch blieben sie trotz weiterer Klopfrunden auf diesem Niveau erhalten. Wir wendeten uns spezifischeren Themen zu: unter anderem der Vorstellung einer Extrasystole, dem angstvollen Lauschen auf ihr Herz beim Einschlafen, ihrer Hilflosigkeit, Verzweiflung und Wut, schon seit Jahren darunter leiden zu müssen, ohne Aussicht auf Veränderung zu haben. Diese Aspekte wurden mit dem Klopfen erleichtert bzw. aufgelöst.

Schließlich landeten wir bei einer Erinnerung, in der sie sich als etwa Neunjährige mit ihrer Mutter in der Küche befand. Wir wendeten die »Erlebnistechnik« darauf an. Das Mädchen hatte einen Streit mit ihrer Mutter. Beiläufig erwähnte Frau P., dass auch ihr gelber Vogel in der Küche gewesen war. Auf die Frage, was es mit diesem Vogel auf sich habe, meinte sie: »Er war schon älter und konnte beim Landeanflug auf den Käfig nicht mehr auf den Beinen stehen. Irgendwann wurde beschlossen, den Vogel einschläfern zu lassen.«

Wir gingen nun in dieses Vogelerlebnis: Frau P. ist als kleines Mädchen beim Tierarzt, sie trägt den Vogel in ihrer Hand, sie spürt das weiche Gefieder, sie sieht die Todesspritze, sie erinnert sich, wie der Arzt einsticht ... bis dahin blieben all diese inneren Bilder ohne jegliche Belastung für Frau P. Plötzlich jedoch stockte ihr der Atem, sie wurde bleich, tiefer Schmerz und Schrecken spiegelten sich in ihrem Gesicht, sie wurde vom Weinen geschüttelt, brachte kein Wort mehr heraus und klopfte die ganze Zeit (ohne Setup und Gamutfolge). Nach einigen Minuten wurde sie wieder ruhiger und ruhiger und es folgte ein tiefer erlösender Atemzug. Sie fühlte sich entspannt wie schon lange nicht mehr und erzählte, dass sie wieder gespürt habe, wie das Herz ihres Vogels aufhörte zu schlagen, was in ihr diese heftige Reaktion ausgelöst habe. Und sie hatte erkannt, dass das Mädchen bei dieser Wahrnehmung in einen Schockzustand geraten war, den niemand bemerkt hatte.

Glücklich und beschwingt verließ Frau P. die Praxis und verkündete einige Monate später, sie sei jetzt angstfrei, ihr gehe es richtig gut, ein neues Leben sei ihr geschenkt worden, und sie schlafe jetzt auch wieder ohne Probleme.

Angst vor Mäusen und Ratten *siehe Tierphobien, S. 162, 169.*

Angst vor öffentlichem Auftreten *siehe Prüfungsangst, S. 139.*

ANGST VOR OPERATIONEN

Operationen, ob »klein« oder »groß«, gehen meist mit einem Gefühl des Ausgeliefertseins und des Kontrollverlustes einher. Man gibt sein »Schicksal« im wahrsten Sinne des Wortes in die Hände von unbekannten Menschen und nimmt sogar eine »Verletzung« des eigenen Körpers hin. Und nicht zuletzt lassen sich Gedanken über unerwartete Komplikationen, schwerwiegende negative Folgen, Ärztefehler und gar über den eigenen möglichen Tod nicht immer mit Erfolg verdrängen – vor allem dann nicht, wenn ein belastetes Verhältnis zu Ärzten aufgrund von negativen Erfahrungen besteht. So ist verständlich, dass mancher Betroffene sich bedroht fühlt und angstvolle Überreaktionen vor ärztlichen Eingriffen zeigt. So lässt sich gegensteuern:

a) Stehen Sie vor einer Operation, so kann sich bereits *im Vorfeld* Angstgeschehen bilden. Belastende Gedanken und Vorstellungen, begleitet von mehr oder minder starkem emotionalem und körperlichem Missbefinden, machen die Tage bis zum OP-Termin zur Qual. Wenn nötig, gehen Sie die gesamte OP-Prozedur von der Vorbereitung bis zum erneuten Aufwachen in einer »Trockenübung« (siehe auch S. 59 und 90) Schritt für Schritt durch, um möglichst viele Aspekte zu entdecken. Wenden Sie die Klopfakupressur auf dabei entstehende Störungen an wie folgt:

- ✗ *»Auch wenn ich diese angstvollen Gefühle habe, weil ich mir diese Gedanken und Bilder in meinem Kopf mache, in denen ich nicht mehr von der Narkose aufwache und im Koma dahinvegetiere, akzeptiere ich mich voll und ganz und gebe mir die Chance, mich gesund und wohlauf zu sehen, wie es der Normalfall nach einer OP ist«*, und (während Klopfsequenz) *»Diese angstvollen Gefühle wegen dieser Gedanken und Bilder in meinem Kopf ... dass ich nicht mehr von der Narkose aufwache ... diese angstvollen Gefühle wegen dieser Gedanken und Bilder in meinem Kopf ... dass ich im Koma liege ... ich gebe* *mir die Chance, mich gesund und wohlauf zu sehen, was der Normalfall ist ...«*

✗ *»Auch wenn ich diese ständige innere Unruhe in mir habe, wenn ich mir wieder einmal vorstelle, was alles bei dieser OP schieflaufen könnte, bin ich vollkommen o.k. und gebe mir die Chance, diese Unruhe aufzulösen und zu vertrauen, weil ich gute Ärzte habe und stark bin, auch dies bestens zu überstehen«*, und (während Klopfsequenz) *»Diese ständige innere Unruhe in mir ... wenn ich mir wieder einmal vorstelle, was alles bei dieser OP schieflaufen könnte ... ich gebe mir die Chance, diese Unruhe aufzulösen ... und zu vertrauen, weil ich gute Ärzte habe und stark bin, auch dies bestens zu überstehen ...«*

Sollten Ihnen Themen wie Kontrollverlust und Ausgeliefertsein spürbare Probleme bereiten, nehmen Sie dies ebenso in die Klopfanwendung auf, zum Beispiel: *»Auch wenn ich bei dieser OP überall Gefahren für mich sehe, weil ich niemandem, auch den Ärzten nicht, vertrauen kann, akzeptiere ich mich voll und ganz und gebe mir die Chance, eine neue Erfahrung machen zu dürfen, denn ich weiß, dass die Ärzte ihr Bestes geben und für mich da sind«*, und (während Klopfsequenz) *»Dieses ständige Misstrauen ... mit dem ich überall und jetzt auch bei der OP Gefahren für mich sehe ... ich gebe mir die Chance, eine neue Erfahrung machen zu dürfen, denn ich weiß, dass die Ärzte nur Gutes für mich wollen ...«*

b) Natürlich führen *ungute Erlebnisse* mit Ärzten oder negative Vorerfahrungen mit Operationen nicht dazu, Entspanntheit entstehen zu lassen. Hier ist es wichtig, die gespeicherten Geschehnisse mit der »Erlebnistechnik« zu entlasten. Gehen Sie dabei so vor, wie wir es auf Seite 47 ff. beschrieben haben.

c) Steht die OP unmittelbar bevor, klopfen Sie *akut auftretende Belastung*, zum Beispiel: *»Auch wenn ich jetzt diese Aufregung in mir verspüre und nicht mehr entkommen kann, akzeptiere ich mich voll und ganz und gebe mir die Chance, zu vertrauen und das Gute* *an dieser Situation zu sehen«*, und (während Klopfsequenz) *»Diese Aufregung in mir ... auch weil ich jetzt nicht mehr entkommen kann ... diese Aufregung in mir ... ich gebe mir die Chance, zu vertrauen und das Gute an dieser Situation zu sehen ...«*

d) Es ist sicherlich hilfreich, *nach einer Operation* vorhandene körperliche Probleme, wie beispielsweise Schmerzen, zu beklopfen (*»Auch wenn ich diese ziehenden Schmerzen in der linken Hüfte habe ...«*) oder auch Gesundungsprozesse, wie etwa in der Reha, zu unterstützen (*»Auch wenn ich diese Bewegungseinschränkung in der linken Hüfte habe ...«*).
Ganz allgemein können Sie dann noch ein paar »globale« Klopfrunden für mögliche versteckte OP-Belastungen einstreuen, denn unser Unterbewusstes speichert trotz Narkose weiterhin Informationen von draußen ab, ohne dass es Ihnen bewusst wird, zum Beispiel: *»Auch wenn ich während der OP irgendwelche Mitteilungen aufgenommen habe, die sich für mich als negativ erweisen könnten, bin ich o.k. und löse diese jetzt auf ...«*
Bleiben Sie sich stets bewusst: Manchmal lassen sich diese Angstthemen nicht so leicht auflösen und scheinen auch der Klopfakupressur zu widerstehen. Lesen Sie die Anregungen ab Seite 39 nach bzw. wenden Sie sich an erfahrene Klopfanwender.

Hinweis: Beachten Sie, dass nicht alle Unsicherheiten auch als Störungen anzusehen sind, von denen Sie sich befreien sollten. Sie besitzen ein gesundes inneres Gespür, das Ihnen anzeigt, ob Sie den Diagnosen oder (operierenden) Ärzten vertrauen können. Wenn nicht, holen Sie eine zusätzliche Diagnose ein und wechseln Sie den Arzt. Nicht immer liegt es an Ihnen, sondern auch an der Tatsache, dass die »Chemie nicht stimmt«, oder daran, Gewissheit haben zu wollen, ob dieser Eingriff wirklich nötig und sicher ist.

Eine Klopfanwenderin schreibt: Ich hatte eine Klientin, die unvermittelt ins Krankenhaus für eine Operation einbestellt wurde, auf die sie bereits länger gewartet hatte. Ihre Erfahrungen in Krankenhäusern waren stets mit Ängsten verbunden, sodass sie auch dieses Mal von großer Angst (Einwertung mit Zehn) geplagt war. Wir gingen die gesamte Prozedur Schritt für Schritt durch: von der Aufnahme ins Krankenhaus über die Nadeln bis hin zur Anästhesie sowie das Wegtreten und das Aufwachen nach der Operation. Bei jedem Aspekt siedelte sie ihre Belastung auf einer Zehn an, und wir klopften jede neue Angsterscheinung, bis sie verschwunden war. Als sie mich am Ende verließ, fühlte sie sich für die OP am nächsten Tag ruhig und angstfrei. Ein paar Tage später rief sie mich an, um mir zu erklären, wie der Eingriff verlaufen war. Sie sagte, alles sei bestens gelaufen, und während der ganzen Zeit sei sie ohne Angst geblieben. Selbst die Spritzen hätten ihr kaum Schmerzen bereitet und sie habe sich nach der Operation auch nicht krank gefühlt, was sonst der Normalfall gewesen sei. (G.C.)

Ein weiterer Bericht: Eines der Dinge, die mich als Krankenschwester am meisten befriedigt, ist es, wenn ich EFT anwenden kann, um den Patienten Unterstützung zu geben, ihre krankheitsbezogenen körperlichen und emotionalen Themen zu erleichtern. Lois zum Beispiel kannte EFT und bat mich um Hilfe, ihre Angst vor der Anästhesie zu bearbeiten. Es zeigten sich verschiedene Aspekte, die bearbeitet werden mussten. Ihre Lungenerkrankung war bereits weit fortgeschritten und sie hatte stets das Bedürfnis, dass Frischluft auf sie geblasen wurde (wie es ein Fön macht, den sie bei sich trug). Wir klopften belastende Themen, wie die Angst, dass sie nicht genug Luft bekommt, dass ihre Arme fixiert werden, dass ihr die Anästhesiemaske über das Gesicht gestülpt wird – wir klopften all dies, bis es mit Null eingewertet werden konnte. Sie überstand die gesamte Operation ohne irgendwelche Probleme. (G.C.)

Gary Craig, der Begründer von EFT, schreibt in einem seiner Newsletter: *»Heute Morgen telefonierte ich mit Dr. Eric Robins, ei-*

nem Chirurgen an der Kaiser-Klinik in Südkalifornien, und fragte ihn nach Ängsten von Patienten, die vor einer Operation stehen. Nach Dr. Robins' Erfahrung zeigen 80 bis 90 Prozent aller OP-Patienten auffällige bis beträchtliche Ängste. Falls diese Ängste reduziert oder aufgelöst werden könnten, müssten seiner Meinung nach wesentlich weniger Anästhesiemittel verwendet werden und das Befinden der Patienten würde sich verbessern. ... Eines Tages werden Krankenhäuser und Chirurgen vielleicht in Betracht ziehen, die Klopfakupressur im Vorfeld eines chirurgischen Eingriffs einzusetzen.«

PANIKATTACKEN

In diesem Buch beschränken wir uns auf die Erscheinung von Panikattacken, die in eindeutigem Zusammenhang mit phobischen Situationen stehen, also »lediglich« Ausdruck eines hohen Schweregrades von Phobien sind. Die Diagnose »Panikstörung« hingegen ist als ein von Phobien unabhängiges Geschehen anzusehen, das unvermittelt in Erscheinung tritt und so auch nicht mit bestimmten Situationen oder spezifischen Umständen in Verbindung gebracht werden muss. Letzteres Angstgeschehen ist nicht ausdrücklicher Gegenstand der folgenden Ausführungen, dennoch lassen sich die hier beschriebenen Anregungen auch auf Panikstörung an sich übertragen.
Bei den Panikattacken haben wir es mit intensiver Angstreaktion zu tun, die sich beispielsweise in rasch ansteigender Symptomatik wie Herzklopfen, Unruhe, Zittern, Brustschmerz, Erstickungsgefühlen, Schwindel, Entfremdungsgefühlen sowie Desorientiertheit zu erkennen gibt und in der Angst, verrückt zu werden oder zu sterben. Nicht selten mündet all dieses dann in unkontrollierte Fluchtreaktionen. Das Angsterleben und die damit einhergehenden Erfahrungen von Kontrollverlust, Hilflosigkeit und »Öffentlichkeit« der eigenen Unzulänglichkeit führen zu Angst vor weiteren Attacken (siehe auch »Die Angst vor der Angst«,

S. 65), vermehrter Verunsicherung, Vermeidungsverhalten und sozialer Abkapselung.
Die Anwendung der Klopfakupressur auf dieses Angstgeschehen verlangt gezieltes, sensibles und einfühlsames Vorgehen. Sollten Sie sich bei dieser Thematik unsicher fühlen, geben Sie Ihr Problem am besten in die Hände erfahrener Klopfakupressur-Anwender.
Grundsätzlich ist für die Anwendung bei Panikattacken Folgendes zu berücksichtigen:

a) Tritt *akut* eine Panikattacke auf, ist nicht zu erwarten, dass man sich im Moment des starken Angstgeschehens auf die Klopfakupressur besinnt (wenn doch, siehe die Anregungen zum »Notfallklopfen, S. 50). Lernen Sie also, bereits *erste Anzeichen einer beginnenden Attacke* zu erkennen und beklopfen Sie unmittelbar diese Erscheinungen, zum Beispiel: *»Auch wenn ich dieses ungute Zusammenziehen im Magen verspüre und nichts Gutes erwarte, akzeptiere ich mich voll und ganz und gebe mir die Chance, diesen Kreislauf zu durchbrechen und dieses Zusammenziehen im Magen zu entspannen«*, und (während Klopfsequenz) *»Dieses beginnende ungute Zusammenziehen im Magen ... das nichts Gutes erwarten lässt ... dieses beginnende ungute Zusammenziehen im Magen ... ich gebe mir die Chance, diesen Kreislauf zu durchbrechen und dieses Zusammenziehen im Magen zu entspannen ...«*
Neben dem oft raschen Abklingen dieses noch schwachen energetischen »Störfeldes« durchbrechen Sie auf diese Weise (sofern die Attacken bereits seit längerer Zeit auftreten) zudem die eingespielte Aufschaukelung der Angstsymptomatik, die letztendlich zur ausgewachsenen Panikattacke führen würde.

b) Stehen die Panikattacken in Zusammenhang mit bestimmten Situationen oder Objekten, werden diese Auslösereize meist vermieden. Kann man ihnen jedoch nicht mehr aus dem Wege gehen bzw. steht eine erneute »ungute Begegnung« bevor, tauchen gewöhnlich bereits im Vorfeld Störungen in der Befindlichkeit auf.

Mit der Klopfakupressur erreichen Sie Abhilfe, indem Sie sich in einer Art »Trockenübung« (siehe auch die S. 59 und 90) vorstellen, wie Sie sich erneut in dieser bedrohlichen Situation befinden bzw. diesem »gefährlichen« Objekt nahe sind. Beklopfen Sie dann die dabei auftretende Symptomatik in gewohnter Weise, zum Beispiel: *»Auch wenn sich in mir wieder dieses Gefühl von ohnmächtiger Starre in meinem ganzen Körper zeigt, wenn ich mir vorstelle, dass ich mich in der Gondel befinde und nicht herauskann, bin ich vollkommen o.k. und gebe mir die Chance, wieder lebendig zu werden, denn ich bin ja immer wieder herausgekommen«*, und (während Klopfsequenz) *»Dieses Gefühl von ohnmächtiger Starre im ganzen Körper ... wenn ich mir vorstelle, dass ich mich in der Gondel befinde und nicht herauskann ... ich gebe mir die Chance, wieder lebendig zu werden, denn ich bin ja immer wieder herausgekommen ...«*
Gehen Sie in dieser Vorstellung alle möglichen Varianten und Teilaspekte durch (lassen Sie dabei auch nicht die »schlimmsten« Katastrophengedanken aus), und achten Sie auf Störerscheinungen, die Sie mit dem Klopfen bearbeiten. Wenden Sie sich einem neuen Thema erst dann zu, wenn das vorherige – auch nach intensivem Testen (siehe S. 37) – keine Belastung mehr zeigt. Schreiten Sie dabei sukzessive voran, das heißt von Themen mit weniger zu Themen mit mehr innerer »Ladung«.

c) Haben Sie bereits Panikattacken hinter sich, gilt es, diese *traumatisierenden Erlebnisse* in den Klopffokus zu nehmen und abgespeicherte, »eingefrorene« Störungen aufzulösen. Verwenden Sie hierzu die »Erlebnistechnik« von Seite 47 ff. Beachten Sie unbedingt, dass Sie sich nicht allzu starkem Unwohlsein aussetzen, und nähern Sie sich dem Thema behutsam. Fühlen Sie sich unsicher, wenden Sie sich in jedem Falle an professionelle Klopfanwender.

d) Sinnvoll ist es außerdem, nach einer akuten Attacke umgehend dieses Erlebnis mit dem Klopfen aufzuarbeiten, um die noch aktiven Nachwehen möglichst frühzeitig zu beseitigen. Verwenden Sie auch hier die »Erlebnistechnik« (siehe S. 47 ff.) und klopfen Sie so lange, bis dieses Panikgeschehen keinerlei Missbefinden mehr auslöst und Sie sich befreit fühlen.

Frau B., 40 Jahre, berichtete, dass sie seit zehn Jahren an Angstzuständen und Panikattacken wie Herzrasen, Übelkeit und Durchfällen leide, sie demzufolge »lieber zu Hause bleibe, wo ich mich sicher und geborgen fühle«. Auch fühle sie sich in Gegenwart von mehreren Menschen unwohl. Ärztliches Bemühen beschränkte sich auf die Verordnung von Medikamenten, die ihr Angstgeschehen jedoch nicht vollständig beseitigten. Durch zwei Jahre Gesprächstherapie hatte sie gelernt, ihre Ängste gut im Griff zu haben, ohne wirklich frei von Angst und Panikattacken zu sein. Als erste Anzeichen für das Auftreten nannte sie das Gefühl, dass sich ihr Hals zuschnürt. »Überall und ständig schwirrt noch Restzustand mit.« Da dies auch aktuell der Fall war, nahmen wir diese »ungefährliche und gewohnte« Erscheinung als Einstieg, um das Klopfen kennenzulernen und Vertrauen in diese Methode finden zu können.
Zu ihrer positiven Überraschung legte sich der besagte »Restzustand« mit dem Klopfen relativ schnell (*»Auch wenn ich diesen gewohnten Restzustand, der ständig in mir herumschwirrt, in mir habe, bin ich vollkommen o.k. und gebe mir die Chance, diesen positiv zu beeinflussen … auch wenn ich mir nicht vorstellen kann, dass es möglich ist …«*). Sie fühlte sich erleichtert, aber sie meinte dann: »Es macht mir Angst, dass ich meine Ängste anschauen soll, weil ich nicht weiß, was auf mich zukommt.« Begleitet wurde diese Aussage mit der Wahrnehmung eines »Darmrumpelns« und einem heißen, unwohlen Kopf (Einwertung mit Zwei). Wir klopften diese Erscheinungen einige Runden (u.a. *»Auch wenn ich diese Angst davor habe, meine Angst anzuschauen, obwohl ich sie doch schon seit zehn Jahren kenne und sicherlich nur Altes zum Vorschein kommen kann …«*), bis sie äußerte, dass es ihr nichts mehr ausmache und sie jetzt ganz ru-

hig sei. Sie zeigte sogar Stolz auf sich selbst, weil sie es »geschafft hat trotz Angst« – ein für sie überraschendes Ergebnis, vor allem, weil es »so einfach« ging. Jetzt war sie sogar »neugierig auf das, was kommen sollte«.

Sie erwähnte, dass das erste Kind ihrer Mutter bereits nach fünf Tagen gestorben sei und dass ihre Mutter deshalb auch in der Schwangerschaft mit Frau B. stets Angst gehabt habe. Im 5. Monat der Schwangerschaft hätten die Ärzte dann gemeint, dass auch sie schon abgestorben sei, weil keine Herztöne mehr vernehmbar waren. Während Frau B. über ihre Mutter erzählte, die sie als ängstlich, stets zur Vorsicht mahnend und überbehütend beschrieb, wurde stetig geklopft. Wir fügten dann noch einige Runden ein mit zum Beispiel: *»Auch wenn meine Mutter verständlicherweise immer Angst um mich hatte, was kein Wunder ist bei ihren Erfahrungen, und ich jetzt ihre Angst in mir habe, bin ich vollkommen o.k., aber ich gebe mir die Chance, mich davon frei zu machen. Es sind ihre Ängste, und ich mache mir bewusst, dass ich es trotz der ärztlichen Todesmeldungen und der mütterlichen Ängste doch geschafft habe, sonst wäre ich nicht da ...«* Frau B. verspürte bei diesem Thema keine Belastungen mehr und wollte ein anderes Thema angehen, das in ihr immer wieder auftauchte und Unwohlsein erzeugte – und zwar einer ihrer letzten Urlaube [sie zeigte sich also bereits viel stabiler, da sie ohne Umschweife ein für sie aktuell heikleres Angstthema in Angriff nehmen wollte].

Bei dem Gedanken an diesen speziellen Urlaub stellte sich augenblicklich eine Stresswahrnehmung mit Magendruck, aufsteigender Wärme und »Blut in den Adern kochend« ein (Einwertung mit Zwei). Wir bearbeiteten diese Themen mit einigen Klopfrunden, bis ein anderer, dahinterliegender Aspekt zum Vorschein kam, der sich in folgenden inneren Bildern zeigte: Sie fühlte sich in ihrem Hotelzimmer allein und verlassen, was in ein Gefühl der Traurigkeit mündete, das wir erfolgreich auflösten. Es blieb dann noch das Restgefühl einer »komischen Schwere« zurück (Einwertung mit 0,8), das sich nach kurzem Klopfen jedoch vollständig verabschiedete. Frau B. ging in ihrer Vorstellung erneut in dieses Hotelzimmer und konnte erleichtert feststellen, dass in ihr alles ruhig und entspannt blieb.

Dann griff sie eine Erinnerung auf, in der sie keuchend einen Berg hinaufgeht und ihr dabei schwindelig wird. Sie bemerkte dazu: »Die Weite erschlägt mich und ich fühle mich verloren und einsam. Komme ich wieder zurück?« [Wieder dieses Thema des Verlorenseins.] In ihr zeigte sich nun eine Traurigkeit der Stufe Fünf, der sie sich in mehreren Klopfrunden jedoch erfolgreich entledigte, worauf sie meinte: »Ich fühle mich jetzt ganz anders, fröhlich, leicht.« Auch die nochmalige Vorstellung, auf diesem Berg zu sein, änderte an ihrer guten Verfassung nichts.

Doch sie wollte noch ein weiteres Thema anschauen, das zweieinhalb Jahre zurücklag: das Ende der Beziehung zu ihrem Freund, der sie verlassen hatte, und im gleichen Zeitraum das Wegziehen ihrer engsten Freundin – »er weg, sie weg, und ich bin alleine und einsam«. Dieses Thema löste stärkere Traurigkeit aus, bei der sie auch Tränen zeigte. Wir klopften diese Traurigkeit und die Tränen bei der Erinnerung an dieses Verlassenwerden [erneut Thema Verloren- und Verlassensein]. Die Aussage, »sie lassen mich sitzen« führte dazu, dass es ihr wieder den Hals zuschnürte [zur Erinnerung: dadurch nimmt Frau B. erste Anzeichen für das Auftreten der Angst und Panik wahr]. Auch dies wurde erfolgreich mit dem Klopfen aufgelöst, was ihr den ungläubigen Kommentar entlockte: »Es geht mir richtig gut, aber irgendwie kann ich es nicht glauben!« Wir klopften: *»Auch wenn ich noch nicht richtig glauben kann, dass es mir richtig gutgeht und es so leicht geht ...«* Und sie freundete sich mit diesem »neuen Gefühl« mehr und mehr an.

Als Ergebnis dieser ersten Sitzung konnten wir festhalten, dass Frau B. jetzt auf die Angst schauen konnte, keine Angst mehr vor der Angst hatte, dass sie sich gestärkt fühlte und dass sie erfahren und gelernt hatte, auftretende Ängste mit dem Klopfen positiv beeinflussen und auflösen zu können. Positiv gestimmt und optimistisch verabschiedete sie sich.

Zu Beginn der zweiten Sitzung zwei Wochen später wirkte sie noch immer erleichtert und freudig und konnte die überraschende Mitteilung machen: »Es ging mir die ganzen zwei Wochen lang sehr gut. Keine Angst mehr, kein Panikanfall mehr trotz einiger Herausforderungen, bei denen ich früher noch ganz anders reagiert habe, zum Beispiel auf einer Messe, auf der viele Menschen waren und große Hektik herrschte – ich fühlte mich ganz frei, hatte nicht einmal ein blödes Gefühl; oder im Geschäft, wo großer Stress wegen einer besonderen Aufgabe herrschte, aber das lief jetzt so nebenher ... einmal hatte ich Kopfschmerz, den ich selbst geklopft habe, es blieb nur noch ein kleiner Rest übrig; aber es gab keinen Migräneanfall mehr, der sonst gekommen wäre.« Und sie endete mit der Bemerkung: »Mensch, es geht ja gut. Schön, so zu leben.« Frau B. fühlte sich wohl und brauchte keinen weiteren Termin mehr, »zumal ich ja gut mit dem Klopfen ausgestattet bin«.
Weitere zwei Wochen später berichtete sie telefonisch, dass alles weiterhin sehr gut bleibt und dass sie ihr neues Dasein richtiggehend genießt. Falls noch Bedarf entsteht, wird sie sich melden.

PLATZANGST (KLAUSTROPHOBIE)

Platzangst kann in unzähligen Situationen auftauchen. Dabei muss es sich nicht unbedingt um einen engen Raum handeln – Platzangst kann beispielsweise auch auf einem weiten Platz innerhalb einer größeren Menschenmenge eintreten, durch ein beengendes Kleidungsstück erzeugt werden oder es unmöglich machen, in einem Restaurant zwischen Wand und einer Person zu sitzen. Es ist nicht verwunderlich, dass diese angstbesetzten Orte, wo es eben »eng zugeht« – wie etwa Aufzüge, Sauna, Gondel, Zelte, Flugzeug, Auto usw. –, weitgehend gemieden werden. Auch hier können Sie die akute Problematik direkt vor Ort oder auch indirekt mittels mentaler Bilder und Vorstellungen bzw. Erinnerungen mit dem Klopfen angehen. Lässt sich die Angstreaktion trotz intensiver Klopfarbeit nicht beseitigen, ist dies ein Hinweis auf tiefer liegende Zusammenhänge, die Sie mit professioneller Unterstützung bearbeiten sollten. Ihre Ängste brauchen Sie in keinem Fall mehr in sich herumtragen. Und so können Sie vorgehen:

a) *Akutes Geschehen:*

✗ Nehmen wir an, Sie kommen nicht umhin, mit dem Aufzug fahren zu müssen. Sie stehen also vor diesem »Käfig« und schauen in diesen engen Raum, was in Ihnen starke Beklemmung in der Brust erzeugt. Während Sie sich vor dem Lift befinden, klopfen Sie (siehe auch die »Öffentlichkeitsversionen« S. 44) zum Beispiel: *»Auch wenn ich diese starke Beklemmung in meiner Brust verspüre, wenn ich vor diesem Lift stehe und mir vorstelle, dass ich in diesen engen Käfig hinein soll, akzeptiere ich mich voll und ganz und gebe mir die Chance, diese Beklemmung jetzt aufzulösen, so gut ich kann«*, und (während Klopfsequenz) *»Diese starke Beklemmung in meiner Brust ... wenn ich vor diesem Lift stehe ... und mir vorstelle, dass ich in diesen engen Käfig hinein soll ... ich gebe mir die Chance, diese Beklemmung jetzt aufzulösen, so gut ich kann ...«*

Klopfen Sie, bis dieses Gefühl der Beklemmung in Ihrer Brust weicht. Es kann aber auch geschehen, dass dabei ein neues, spezifischeres Thema auftaucht – vielleicht die Angst, nicht mehr herauszukommen, steckenzubleiben, eingesperrt zu sein oder gar abzustürzen. Dies greifen Sie dann gleich als neues Klopfthema auf, zum Beispiel: *»Auch wenn ich diese Angst in mir habe, dass ich aus diesem Käfig nicht mehr herauskomme und dort eingesperrt bleibe, akzeptiere ich mich voll und ganz und gebe mir die Chance, diese Angst jetzt aufzulösen, und mache mir bewusst, dass die Leute doch immer wieder herauskommen, denn sonst könnte ja kein Lift mehr fahren, wenn alle immer wieder drinbleiben«*, und (während Klopfsequenz) *»Diese Angst in mir, dass ich aus diesem Käfig nicht mehr herauskomme und dort eingesperrt bleibe ... ich gebe mir die Chance,* *diese Angst jetzt aufzulösen ... ich mache mir bewusst, dass die Leute seltsamerweise doch immer wieder herauskommen ... sonst könnte ja kein Lift mehr fahren, wenn alle immer wieder drinbleiben ... diese Angst in mir, dass ich aus diesem Käfig nicht mehr herauskomme und dort eingesperrt bleibe ... aber seltsamerweise fahren die Aufzüge doch immer weiter und die Leute kommen auch heraus ...«*

✗ Haben Sie dieses Thema des Einsteigens zur entspannten Zufriedenheit gelöst, kann im Lift selbst wieder Unwohlsein (vielleicht durch das Gefühl des Ausgeliefertseins) zum Vorschein kommen, vor allem, wenn sich die Türe schließt und sich der Aufzug in Bewegung setzt. Klopfen Sie dann erneut im Aufzug (ohne Setup und Gamutfolge, siehe Klopfvariationen, S. 44, und »Notfallklopfen, S. 50), zum Beispiel: *»Dieses Schwitzen und diese Atembeklemmung ... weil ich jetzt nichts mehr tun kann und ausgeliefert bin ... ich lasse diesen Stress jetzt los, so gut ich kann ... ich erlaube mir, zu entspannen und zu genießen, dass ich jetzt mal nichts tun muss, sondern der Lift etwas für mich tut ...«*
Stimulieren Sie die Klopfpunkte während dieser und weiterer Liftfahrten. Die Chancen stehen gut, dass Sie Aufzugfahrten mehr und mehr in Entspanntheit bewältigen können oder diese vielleicht sogar zum gewohnten Alltag werden.

b) *Bearbeitung »im Trockenen«:* Wie bereits andernorts beschrieben (z.B. S. 59 und 90), stellen Sie sich eine für Sie beängstigende Situation vor und achten darauf, ob sich Belastungen in Ihnen ergeben. Diese Störungen werden dann jeweils Ihr Klopfthema, bis diese inneren Bilder ihre negativen Wirkungen eingebüßt haben, zum Beispiel: *»Auch wenn ich diese Trockenheit in meinem Mund habe bei dem Gedanken, im Restaurant zwischen der Wand und meiner Frau zu sitzen, akzeptiere ich mich voll und ganz und gebe mir die Chance, diese Trockenheit im Mund jetzt aufzulösen.«* Nehmen Sie Ihre Vorstellung richtiggehend unter die

Lupe und vermeiden Sie möglichst keine Details, wie unscheinbar sie auf den ersten Blick auch wirken mögen.

c) Fragen Sie sich, ob es bereits *ungute Erlebnisse mit der Enge* in Ihrem Leben gab, und auch, wann diese Angst das erste Mal aufgetreten ist und ob es zu dieser Zeit besondere Vorkommnisse gegeben hat. Zerlegen Sie diese mentalen »Filme« in einzelne Bilder und beachten Sie, ob irgendein spezifisches Bild in Ihnen Belastung hervorruft: dass Sie beispielsweise wieder in einer Gondel stehen, umringt von vielen Menschen, die sich an Sie drängen. Indem Sie erneut intensiv in diese Begebenheiten eindringen, es quasi erneut erleben, kann es sein, dass Unwohlsein wie etwa Schwindelgefühl und Schwitzen spürbar werden. Diese Symptome sind dann Ihre Klopfthemen: *»Auch wenn ich dieses leichte Schwindelgefühl (Schwitzen) spüre, allein nur deshalb, weil ich mir vorstelle, in dieser Gondel mit diesen vielen Menschen zu sein, die sich an mich drängen und mich umringen, akzeptiere ich mich voll und ganz und gebe mir die Chance, diesen Stress jetzt aufzulösen, so gut ich kann«*, und (während Klopfsequenz) *»Dieses leichte Schwindelgefühl (Schwitzen) ... alleine nur, wenn ich mir vorstelle, in dieser Gondel mit diesen vielen Menschen zu sein ... dieses leichte Schwindelgefühl (Schwitzen) ... wenn ich mir vorstelle, wie sich die Menschen an mich drängen und mich umringen ... ich gebe mir die Chance, diesen Stress jetzt aufzulösen ...«*
Klopfen Sie einige Runden, bis sich bei dieser Begegnung mit der Vergangenheit in Ihnen Entspannung ausbreitet. Verweilen Sie bei diesem inneren Bild und überprüfen Sie alle Bildelemente und Situationen auf weitere negative Reaktionen. Sind Sie bei diesem Bild von jeglichen Belastungen befreit, gehen Sie zum nächsten Bild und verfahren in ähnlicher Weise. Haben Sie schließlich alle Bilder dieser mentalen Filme vollständig »entstresst«, kann es sein, dass sich auch das Gondelthema merklich beruhigt oder ganz erledigt hat. Sollten vor Ort dennoch wieder Stressreaktionen auftreten (vermutlich durch noch unbearbeitete

Teilaspekte dieses Angstthemas), beklopfen Sie diese unmittelbar (siehe unter a). Lässt sich das Thema nicht bereinigen, sollten Sie fachliche Klopfhilfe beanspruchen, denn möglicherweise liegen Ihrem Problem tiefer sitzende Zusammenhänge zugrunde, wie der nachfolgende Fall aus unserer Praxis dokumentiert.

Frau A., Mitte vierzig, berichtete von Angstzuständen, die sie seit ihrer Pubertät begleiteten und die mit Übelkeit, Herzrasen, Schweißausbrüchen und Angst vor Ohnmacht (sie war zweimal in der U-Bahn zusammengebrochen) einhergingen. Wenn sie sich an anderen Orten befand, musste sie stets überprüfen, wie viele Menschen sich dort aufhielten und ob auch genügend Ausgänge und Treppen in der Nähe waren. »Nicht zu wissen, wo es hinausgeht, ist das Allerschlimmste.« Wir bearbeiteten in drei Sitzungen insgesamt vier Ereignisse mit unterschiedlichen spezifischen Aspekten (siehe »Erlebnistechnik« auf S. 47 ff.):
1. Sie dachte an einen Aufenthalt im fensterlosen Vorraum einer Sauna am Vorabend unserer Sitzung, was in ihr wieder den Gedanken hervorgerufen hatte: »Ich kann nicht raus.« Diese Erinnerung erzeugte in ihr kalte Hände und einen »nervösen Magen« (Einwertung mit Sechs). Wir klopften unter anderem: *»Auch wenn ich jetzt diese kalten Hände (diesen nervösen Magen) habe, wenn ich wieder daran denke, in diesem fensterlosen Saunabereich zu sein, akzeptiere ich mich voll und ganz und gebe mir die Chance, diesen Stress in meinen Händen (diesem nervösen Magen) jetzt aufzulösen ...«* Sie atmete tief durch und meinte, diese Vorstellung sei jetzt o.k. Doch es tauchte ein weiterer Aspekt auf: der Gedanke an die schlechte Luft, der erneut ihre Hände »schweißig« werden ließ und mit kalten Füßen einherging (Einwertung mit Sechs). Nach einiger Zeit des Klopfens musste sie plötzlich lächeln und bemerkte: »Ich kann mir jetzt komischerweise vorstellen, dass ich mit Freude da reingehe.«

2. Frau A. erinnerte sich nun an eine Begebenheit, bei der sie in einer vollbesetzten U-Bahn im Tunnel steckengeblieben war, und

fühlte Übelkeit in sich aufsteigen (Einwertung mit Fünf). Diese wurde mit ein paar Klopfrunden aufgelöst. Es folgten noch weitere belastende Aspekte wie ein kleiner Schreck oder der Impuls, sofort aussteigen zu müssen, Eingesperrtsein, Hilflosigkeit, Ausgeliefertsein, die Nähe so vieler Menschen, Enge in der Brust – all das konnte jeweils spezifisch und erfolgreich bearbeitet werden. Bei der erneuten intensiven Vorstellung vom »Gefangensein im Tunnel« fühlte sie dann Ruhe und eine Art »angenehmer Teilnahmslosigkeit«.

3. Als schlimmstes Ereignis erwähnte Frau A. eine Fahrt in der U-Bahn im Alter von etwa 15 Jahren. Sie erinnerte sich, wie sie im Wagen steht, wie es ihr zu heiß und zunehmend unwohl wird, wie sie das Gefühl hat, es sei ihr viel zu eng, dass sie hilflos ausgeliefert ist, sie von diesem Ort fliehen will und wie sie dann plötzlich ohnmächtig am Boden liegt. Diese Begegnung aus »alten Tagen« erzeugte in Frau A. Störungen, wie beispielsweise Übelkeit im Magen, Schwächegefühl in den Beinen, Unsicherheit und Zittern – alles Symptome, die mit der Klopfakupressur aufgelöst wurden. In ihren inneren Bildern tauchte auch die Erkenntnis auf, dass andere für sie da sind, als sie am Boden liegt, was in der tränenreichen Aussage mündete: »Ich bin doch nicht allein.« Wir klopften, bis sie sich vollständig befreit fühlte.

4. Das Thema unter 3. aktivierte dann eine noch frühere Begebenheit, bei der sie als kleines Kind im Schlafanzug weinend auf der Treppe steht. Indem Frau A. im Innern näheren Kontakt zu dem Kind aufnahm, erkannte sie, dass sich das Mädchen allein, vergessen und ausgeliefert gefühlt hatte und »kurz vor dem Aufgeben in einer Gefühlsleere« war. Frau A. wurde davon tief berührt und musste länger weinen, während unentwegt geklopft wurde, was zu einem Gefühl des inneren Friedens führte.
Frau A. fühlt sich seitdem von ihrer Angstproblematik befreit.

Ein anderes Beispiel:

Herr O., Anfang vierzig, litt seit über 30 Jahren an starker Platzangst. Er konnte keinerlei »Enge« ertragen, was sein Leben enorm einschränkte. So war es ihm beispielsweise unmöglich, zwischen zwei Personen zu sitzen, von Aufzügen, Flugzeugen, Gondeln, Menschenansammlungen etc. ganz zu schweigen. Wann diese Angst genau begonnen hatte, konnte er zunächst nicht angeben. Wir begannen deshalb mit der »Trockenübung« (siehe S. 59), indem er sich verschiedene »Gefahrsituationen« vorstellte, wie etwa zum Thema »Aufzug« oder »Eingeklemmt sein«. Die jeweiligen Belastungen (Schwitzen, Unruhe, »kribbliges Gefühl«, erhöhter Herzschlag etc.) bei diesen spezifischen Aspekten (u.a. vor einem Aufzug stehen, in die offene Tür schauen, den Lift betreten, das Sichschließen der Tür, zwischen zwei Personen sitzen, im Kino mittendrin sitzen) wurden beklopft und aufgelöst. Immer wieder zeigte sich dabei der Aspekt »Ich komme nicht mehr raus«, was ihm verschiedenstes Unwohlsein bereitete. Wir klopften dann zum Beispiel: *»Auch wenn es mir die Luft nimmt, weil ich wieder dieser Situation begegne, dass ich vielleicht nicht mehr raus kann, akzeptiere ich mich voll und ganz und mache mir bewusst, dass ich doch immer wieder raus kam, sonst wäre ich nicht hier ...«*
Im Verlauf der zweiten Sitzung dämmerte es ihm: Er erinnerte sich an eine längst vergessene Begebenheit vor etwa 30 Jahren (als diese Angst begonnen hatte). Dieses traumatische Ereignis arbeiteten wir mit der »Erlebnistechnik« (siehe S. 47 ff.) durch und konnten alle wichtigen Aspekte und die damit einhergehenden aktuellen Belastungen auflösen. Seinerzeit ging es um Folgendes: Er hatte Freunde zu sich eingeladen und veranstaltete mit ihnen im heimischen Garten das »Abenteuer Wildnis«. Dazu gehörte auch, dass sie im Freien übernachteten. Als er am nächsten Morgen aufwachte, war er durch einen Streich seiner Freunde nahezu bewegungslos in seinem Schlafsack eingesperrt. Er konnte sich nicht mehr befreien und geriet in einen Schreckzustand mit Gefühlen

von Ohnmacht und Hilflosigkeit, die schließlich in einen Panikzustand mündeten.
Nach der emotionalen Klopfbefreiung fühlte er sich leicht und frei wie nie zuvor und zeigte ab diesem Tag keine Ängste mehr – trotz bewusster Konfrontation mit zuvor belastenden Situationen, wie im Restaurant an der Wand sitzen, im Lift oder mit der Gondel fahren, ein Flugreise unternehmen, die er »in vollen Zügen genoss«. Dies hält nun seit Jahren an.

PRÜFUNGSANGST

Wer an dieser Angst leidet, muss manchmal tiefe Qualen erleiden und Enttäuschungen verkraften, ohne wirklich etwas ausrichten zu können. Immer wieder begegnet man der Tatsache, dass jemand den Prüfungsstoff vor dem Test gut beherrscht, in der Prüfung selbst dann aber einfachste Sachverhalte nicht mehr weiß. Kein Wunder, wenn sich schon im Vorfeld von Prüfungen Zweifel über den positiven Ausgang regen und sich Angstsymptome bereits Tage bis Wochen vor dem Termin breitmachen. Schlaflosigkeit, Unruhe, Gefühle der Verunsicherung und latente Angst u.v.a.m. lassen die Zeit vor der Prüfung zur Tortur werden, bei der das Lernen schwerfällt und sich Unlust einstellt. Je näher der »Tag der Entscheidung« rückt, desto deutlicher und heftiger zeigt sich das Angstgeschehen, das unter anderem zu Appetitlosigkeit, Durchfall, häufigem Wasserlassen, Atembeklemmung, erhöhtem Blutdruck, Schwindel, Schweißausbrüchen, allgemeiner Verspanntheit, Kopfschmerz und/oder zum Verlust der Konzentrationsfähigkeit führt. Die wirkliche Leistungsfähigkeit ist unter diesen Umständen kaum vollständig abrufbar, was negative Auswirkungen auf die »Erfolgsgeschichte« im Leben des Betroffenen haben kann.
Diese Form der Angst tritt bei verschiedensten Gelegenheiten auf und ist bei Weitem nicht nur auf die Prüfung an sich beschränkt,

sondern erscheint immer dann, wenn etwas als Testsituation erlebt wird: beim Referat oder Vortrag halten, im Sport (Freiwürfe, Strafstoß etc.), bei einem Telefongespräch, beim Musizieren vor anderen, wenn mit anderen Menschen Kontakt aufgenommen wird oder man sich Blicken anderer Menschen ausgesetzt sieht etc. (bei letzteren Themen ergibt sich eine Überschneidung mit der »sozialen Phobie«, siehe S. 150).
Auch bei diesem Angstgeschehen stellt die Klopfakupressur immer wieder ihre erstaunliche und oftmals sogar rasche positive Wirkung unter Beweis.

a) Am besten beginnen Sie damit, sich die betreffenden *Prüfungssituationen* detailliert in einer »Trockenübung« (siehe S. 59) mental vorzustellen, so als ob Sie es gerade erleben würden. Was zeigt sich dabei in Ihnen an körperlichem und/oder emotionalem Unwohlsein, welche negativen Gedanken tauchen auf? Machen Sie diese unguten Erscheinungen zum Klopfthema, bis sich die erneute intensive Vorstellung an diese Situation entspannt und gelöst anfühlt und förderliches Denken die Vorherrschaft übernommen hat. Wie immer, ist es bei dieser Vorstellungsarbeit wichtig, genau auf die Elemente (Gedanken, innere Bilder etc.) zu achten, die für das Entstehen des Unwohlseins verantwortlich sind. Ist es zum Beispiel der Gedanke oder das innere Bild, ausgelacht zu werden oder dass man schlecht über Sie denken könnte? Hören Sie auf das Gelächter und die Sätze, die dabei erscheinen. Je spezifischer Sie diese Aspekte fassen können, desto wirkungsvoller wird die Klopfanwendung sein, zum Beispiel: *»Auch wenn ich dieses Zittern in mir habe, wenn ich mir vorstelle, vor all diesen Menschen zu stehen, um eine Rede zu halten, akzeptiere ich mich voll und ganz und gebe mir die Chance, dieses Zittern jetzt aufzulösen, so gut ich kann«*, und (während Klopfsequenz) *»Dieses Zittern in mir ... wenn ich mir vorstelle, vor all diesen Menschen zu stehen ... ich gebe mir die Chance, dieses Zittern jetzt aufzulösen ...«*

Oder: *»Auch wenn sich in mir der Magen umdreht, wenn ich daran denke, die Führerscheinprüfung zu machen, und andere mich auslachen, wenn ich sie nicht bestehe, akzeptiere ich mich voll und ganz und gebe mir die Chance, diesen Stress loszulassen und mir zu vertrauen«*, und (während Klopfsequenz) *»Dieses Gefühl, dass sich mein Magen umdreht ... wenn ich mir vorstelle, ich sitze im Auto und mache die Führerscheinprüfung ... dieses Gefühl, dass sich mein Magen umdreht ... wenn ich mir vorstelle, der Prüfer schaut auf mich ... ich gebe mir die Chance, ich lasse diesen Stress in meinem Magen los ...«*

b) Der innere Stress steht meist nicht im leeren Raum, sondern hat seine *Ursprünge in frühen Erlebnissen,* die als Versagen interpretiert wurden und ihre tiefen zerstörerischen Wirkungen durch Selbstzweifel, Verunsicherung, Niedergeschlagenheit etc. in der Seele hinterlassen und letztendlich auch zu diesem Angstgeschehen vor Prüfungen geführt haben.
Wenn Sie auf »bedrohliche Situationen« schauen und Kontakt mit den dabei auftretenden Angstsymptomen aufnehmen, fragen Sie sich, wie lange dieses »Spiel« in Ihnen bereits abläuft. Vielleicht tauchen Erinnerungen an frühe Erlebnisse auf (am besten sind diejenigen, die in Zusammenhang mit der Zeit stehen, als diese Ängste begannen). Von deren negativer Wirkung auf Ihr heutiges Leben können Sie sich mit der »Erlebnistechnik« von Seite 47ff. befreien.
Oder Sie begegnen einzelnen Erinnerungsfragmenten: einem missbilligenden oder enttäuschten Blick, einem kritischen Kommentar zu Ihren Leistungen oder gar verbalen Angriffen, der Anwesenheit von Ungeduld, Gelächter etc. Nehmen Sie intensiven Kontakt zu diesen inneren Bildern auf und spüren Sie nach, ob sich dabei in Ihnen Unwohlsein zeigt. Dieses wird dann spezifisch beklopft, zum Beispiel: *»Auch wenn ich diese Traurigkeit in mir verspüre, wenn ich wieder diesen enttäuschten Blick meiner Mutter sehe, akzeptiere ich mich voll und ganz und gebe mir die Chance,*

diese Traurigkeit jetzt aufzulösen, so gut ich kann, und mache mir bewusst, dass ich immer mein Bestes gegeben habe, so gut ich es eben konnte«, und (während Klopfsequenz) *»Diese Traurigkeit in mir ... wenn ich wieder diesen enttäuschten Blick meiner Mutter sehe ... ich gebe mir die Chance, diese Traurigkeit jetzt aufzulösen, so gut ich kann ... und mache mir bewusst, ich habe immer mein Bestes gegeben, so gut ich es eben konnte ...«*

Bei der Bearbeitung dieser Form von Angst finden sich auch Themen, die allgemeineren Charakter zu haben scheinen und deshalb unter den Betroffenen weit verbreitet sind (meist in Bezug auf die Eltern): es den anderen nicht recht machen können, andere enttäuschen, gut sein müssen, perfekt sein müssen, Anerkennung finden müssen, noch besser sein müssen, um (elterliches) Lob zu erhalten, das doch nicht kommt – und als Ergebnis all dessen die Angst zu versagen sowie der Kampf mit den eigenen Minderwertigkeitsgefühlen. Die Aufarbeitung dieser Themen und Begebenheiten mit der Klopfakupressur ist unerlässlich für eine tief greifende und anhaltende Befreiung von Prüfungsangst, wie die folgenden Beispiele verdeutlichen.

Frau M., Ende vierzig, erschien in unserer Praxis, weil sie sich einfach nicht durchringen konnte, die Heilpraktikerprüfung zu machen. Es war bei ihr schon länger immer wieder zu innerem Stress mit Atembeklemmung und Unruhe gekommen, wenn es an Tests ging, denen sie sich dann nur unter größter Willensanstrengung unterzog. Obwohl sie diese Prüfungen stets bestand, blieb das Angstproblem seltsamerweise »am Leben«. Aber bei dieser neuerlichen Herausforderung war es so schlimm wie nie. Sie konnte diesen Schritt, sich anzumelden, einfach nicht wagen. Allein schon die Vorstellung an eine Anmeldung erzeugte in ihr »zappelige Unruhe, als ob ich davonlaufen müsste«. Wir klopften unter anderem: *»Auch wenn ich diese zappelige Unruhe in mir habe, als ob ich vor etwas davonlaufen müsste, akzeptiere ich mich voll und ganz und gebe mir die Chance zu bleiben und diese Unruhe jetzt aufzulösen ...«* Sie wurde mit jeder Klopfrunde ruhiger und erkannte, dass sie »Angst habe, es dieses Mal doch nicht zu schaffen«, was wir wiederum zum Klopfthema machten: *»Auch wenn ich dieses angstvolle Denken in mir habe, woher dies auch immer kommen mag, dass ich es nicht schaffe, akzeptiere ich mich voll und ganz und gebe mir die Chance, mir zu vertrauen, weil ich es doch immer wieder geschafft habe ...«*

Nach ein paar weiteren Klopfrunden regte sich ein Widerspruch in ihr, der sie traurig werden ließ, ohne den Zusammenhang zu erkennen. Nach den folgenden Klopfrunden, in denen wir diese Traurigkeit und diesen Widerspruch (»Ich habe es doch nicht geschafft«) beklopft hatten, brach sie in Tränen aus: »Ich habe es bei meiner Mutter nie geschafft, nie konnte ich es ihr recht machen, es war nie genug, ich bin nicht genug ...« Sie klopfte dieses Thema und ihren Seelenschmerz, bis sie sich entspannter fühlte. Frau M. berichtete dann von einem Erlebnis, als sie elf Jahre alt gewesen war: Sie hatte in der Schule unter Bangen einen Test in einem für sie problematischen Fach (es gab immer Vieren) zurückbekommen und war überglücklich, dort eine Drei plus stehen zu sehen. Beschwingt eilte sie nach der Schule mit diesem Ergebnis nach Hause, wo ihre Mutter gerade das Essen bereitete, und übergab in freudiger Erwartung auf ein Lob ihre Arbeit. Doch ihre Mutter reagierte stattdessen ermahnend, dass es doch noch etwas besser sein könnte. In diesem Moment stürzte die Kleine in ein tiefes, schmerzvolles Gefühlsloch.

Schritt für Schritt gingen wir nun diese alte Geschichte durch und lösten dabei auftretende Störungen (Traurigkeit, tiefer Schmerz, Gefühle der Hoffnungslosigkeit und Einsamkeit etc.) auf. Frau M. spürte, wie eine große Last von ihr abfiel, und erkannte, dass ihre Mutter sie nur anspornen wollte, noch besser zu werden, damit sie es im Leben leichter haben würde als die Mutter. Kurz darauf meldete sich Frau M. zur Prüfung an, die sie einige Zeit später auch bestand.

Dass es nicht immer so einfach geht und auch mehr Zeit und Einsatz seitens des Angstgeschädigten in Anspruch nehmen kann, zeigt der folgende Fall von Vortragsangst. Relativ leicht sind derlei Ängste aufzulösen, wenn sich dahinter lediglich *ein* spezifisches Erlebnis verbirgt, das – wenn es entdeckt wurde – mit der »Erlebnistechnik« (siehe S. 47ff.) »entsorgt« werden kann. Anders verhält es sich, wenn wir bei diesem Problem mit zahlreichen versteckten Aspekten, Umkehrungen (siehe S. 39) und Ereignissen zu tun haben, die vor allem in die Kindheit zurückreichen, wie es bei diesem Klienten der Fall war.

Herr E., Anfang fünfzig, kam zu mir, weil er demnächst einen Vortrag halten sollte und er schon beim Gedanken daran mit innerer Unruhe, Nervosität, trockenem Mund, Kribbeln im Bauch, erhöhtem Herzschlag höheren Grades (Einwertung mit Sieben) konfrontiert wurde und auch sein Schlaf mittlerweile in Leidenschaft gezogen worden war. Zum »gegenseitigen Aufwärmen« und zum Bekanntmachen mit der Klopfakupressur nahmen wir zunächst seine körperlichen Symptome in den Klopffokus, die sich rasch auf einen Wert von Zwei bis Drei einpendelten. Weiter kamen wir nicht. Sobald er wieder an seinen Vortrag dachte, blieben diese Symptome auf dieser nun niedrigeren Ausprägung stehen.
Auf die Frage, was es denn genau sei, was ihm diesen Stress bereiten würde, meinte er nach einigem »In-sich-Kramen«, dass er Angst habe, die an ihn gestellten Erwartungen nicht zu erfüllen. Wenn er enttäuschen würde, würde er nicht geachtet werden. Auf die Frage, ob es eine bestimmte Person gäbe, die er nicht enttäuschen möchte, erwähnte er seine Mutter, die dann traurig sein würde – und nun verspürte er selbst Traurigkeit. Wir wendeten das Klopfen auf diese Traurigkeit an, bis sie sich aufgelöst hatte. Um spezifischer an diesem Thema zu arbeiten, sollte er sich jetzt an ein Erlebnis mit seiner Mutter erinnern. Es tauchte zu seiner Überraschung aber ein kleiner Junge auf, der ruhig und gelassen vor dem Haus stand, was ihn positiv emotional berührte. Wir klopften diese innere Berührung bei der Begegnung mit dieser Ruhe und Gelassenheit. Er entdeckte eine positive Ressource in sich, die ihm sogar ein

Lächeln abverlangte, und fühlte sich jetzt selbst beim Gedanken an seinen Vortrag ruhig. Bis zur nächsten Sitzung sollte er weiterhin mit diesem Jungen in Kontakt bleiben, um diese Ressource noch tiefer zu verankern.

Zu Beginn der Sitzung ein paar Tage später berichtete er, dass er bereits gelassener gewesen sei und er jetzt seinen Vortrag fertig habe, aber dass ihn das Ganze schon noch beunruhige, denn der Termin rücke immer näher. Erneut sollte er nun wieder an den Vortrag denken. Was ihn dieses Mal belastete (wieder Unruhe und Kribbeln im Bauch mittlerer Ausprägung), war, dass er vorne stehen würde und alle auf ihn schauen (ein neuer wichtiger Aspekt). Während das Thema geklopft wurde, zeigte es sich, dass er als Jüngster neben anderen Geschwistern immer nur nebenbei »mitgelaufen« war und nie besondere Beachtung bekommen hatte. Dies rief Traurigkeit hervor, was wiederum in den Klopffokus genommen wurde. Er bemerkte dann, dass er sehr kritisch auf sich selbst schaute: Er sah sich oben stehen, sah seine Unsicherheit und Nervosität, fand, dass er nicht besonders eloquent sei und er sicher nicht gut ankommen würde. Wir verwendeten viel Zeit auf diese Themen, was ihn am Ende der Sitzung versöhnlicher auf sich blicken ließ. Der Gedanke und die Vorstellung, dass so viele Augen auf ihn schauten, hinterließen momentan keine beunruhigenden Spuren mehr.

Zu Beginn der dritten Sitzung berichtete er erfreut, dass er bereits selbst mit Erfolg aufkeimendes Unwohlsein beklopft habe und jetzt viel entspannter sei. Früher sei er kontinuierlich in seinen negativen Gedanken gefangen gewesen, was jetzt ganz anders sei. Und er meinte sogar, dass er den Vortrag doch gut meistern könne. Erneut sollte er an den Vortrag denken, und es wurden verschiedene Aspekte mit ihm durchgegangen. Er bemerkte, dass er sich schon freier fühlte, doch tauchte dann eine neue Erkenntnis auf: »Wenn ich mich freue, werde ich enttäuscht, besser, ich erwarte nicht zu viel.« In seinem inneren Bild begegnete ihm ein verschüchterter und trauriger Junge, was in Herrn E. stärkere Tränen erzeugte. Wir klopften seine Traurigkeit. Dabei erinnerte er sich, dass seine Brüder aufs Gymnasium durften, er aber nicht, dass seine Eltern ihm dies nicht zutrauten und er von ihnen auch keine Hilfe beim Lernen erhielt. »Ich lief eben nur mit.«

Die Gefühle, Enttäuschungen und das entsprechende negative Denken, dass er nicht gut genug und weniger wert sei, er nicht zu viel erwarten dürfe usw. wurden beklopft. Erneut tauchten Selbstvorwürfe auf, dass er eben hätte besser sein, die Schule von Anfang an hätte ernster nehmen sollen etc. Wir klopften dieses Gedankengut, wobei ich hier bewusst provozierende Anmerkungen einfügte wie: *»Als kleiner Junge hätte er es natürlich von sich aus bereits wissen müssen, kleine Kinder müssen ihr Spielen vergessen und selbst daran denken, was sie jetzt alles für das spätere Leben tun müssen, selbst ohne Wegweisung durch die Eltern ...«* Ihm wurde klar, dass er den kleinen Jungen mit seinem Urteil überforderte, und gewann eine positivere Einstellung zu ihm. Darüber hinaus öffnete er sich für die Erkenntnis, dass der kleine Junge doch viel geschafft hat, und dies ohne die Unterstützung der Eltern. Er fühlte sich wieder befreit, und auch der Gedanke an den Vortrag, der immer näher rückte, und die vielen Augen, die auf ihn schauen würden, ließen ihn für den Moment unbeeindruckt.

In der folgenden Sitzung – der Vortrag war jetzt bereits greifbar nahe – berichtete er zwar, dass er insgesamt viel ruhiger sei, aber dass er immer noch von Zweifeln verfolgt werde, was in ihm wieder dieses ungute Bauchgrummeln erzeugen würde. Wir klopften dieses Thema und stießen auf seine Befürchtung, dass er vielleicht nicht gut ankommen könnte. Erneut sah er sich in einem schlechten Licht: Er stellte sich vor, wie er sich »verhaspelt«, zu schnell redet, den Text vergisst und sowieso nervös wirken wird. Wir hatten eine Menge zu klopfen, bis sein Vater in seiner Vorstellung auftauchte, der ihn – den Jungen – nicht sieht, der keine Zeit für ihn hat. Dies löste in ihm tiefen Schmerz aus. Er blickte in ein »schmerzhaftes, großes Vaterloch«, das in ihm Gefühle der Wertlosigkeit, der Selbstzweifel hinterlassen hatte. Nach dem Klopfen dieses großen Themas (unter anderem *»Auch wenn ich diesen Schmerz in mir*

habe durch dieses große Vaterloch …«) fühlte er sich sichtlich erleichtert und konnte mit mehr Wohlwollen auf sich blicken.
Mit einer positiven Stimmung dachte Herr E. nun an den bevorstehenden Vortrag und verspürte genug Stärke, sich dieser Herausforderung stellen zu können. Im Vergleich zum Beginn der Therapiesitzungen wirkte er jetzt selbstsicherer, positiver, ruhiger und sogar »angriffslustiger« – für ihn war es in keinster Weise mehr eine »Hinrichtung«.
Wie mir Herr E. telefonisch mitteilte, hat er seine große Herausforderung mit überraschender Entspanntheit gemeistert. Alles lief sehr gut, und er meinte, dass er es sogar genossen habe, vor so vielen Menschen zu stehen und ihnen Informationen vermitteln zu können.

c) Befinden Sie sich in akuter *Prüfungsnot* (kurz vor und auch während der eigentlichen Prüfungssituation), wenden Sie die Klopfakupressur auf die vorherrschende Stresssymptomatik an. Hierbei können Sie auf die Klopfvarianten von den Seiten 44 ff. zurückgreifen, wenn Sie das Klopfen in dezenter Weise in der öffentlichen Situation durchführen wollen.

An einem Samstagnachmittag traf in unserer Praxis der Hilferuf einer Mutter ein. Sie war ganz verzweifelt, weil ihre Tochter Julia (Studentin) nur noch kraftlos, verkrampft und zitternd in ihrem Zimmer saß und von größter Angst geplagt wurde. Seit sechs Wochen sei sie in Examensprüfungen und baue zusehends ab, sei ständig nervös, schlafe und esse kaum noch. Aber jetzt sei es ganz extrem mit ihr. Die Mutter brachte Julia zu mir (Horst Benesch), nachdem sie lange auf Julia eingeredet hatte, etwas zu unternehmen, um diese Situation zu beenden.
Julia saß nun wie ein Häufchen Elend vor mir: blass, schwach und zerbrechlich wirkend, leicht zitternd, die linke Hand ständig verkrampft. Sie berichtete von ihrer starken Nervosität im Bauch, von Durchfällen, davon, dass ihr alles über den Kopf wachse, dass sie

nicht alles können würde und dass die Prüfung am kommenden Montag wohl das Aus für sie sei. Während sie erzählte, klopfte sie unentwegt die Sequenz, indem sie mein Klopfen nachahmte (ich gab ihr also gar keine großen Erklärungen über EFT, Einwertungen erübrigten sich in ihrem Zustand sowieso). Ich ließ sie einfach erzählen, was ihr so in den Sinn kam, fragte immer wieder mal nach, und wir klopften dabei. Dies ging eine ganze Weile so. Allmählich stellte sich zunehmend Gelöstheit ein: Sie wirkte präsenter, ihr Gesicht bekam wieder mehr Farbe, die verkrampfte Hand löste sich, das Zittern war verschwunden.

Nun wurde es Zeit, sich den belastenden Themen spezifischer zu nähern. Wir begannen mit ihrer noch vorhandenen Nervosität im Bauch, wenn sie an die bevorstehende Prüfung dachte. Die Einwertung ergab eine Sieben, sank nach einigen Klopfrunden (u.a. *»Die Nervosität im Bauch«*, *»die Angst im Bauch wegen der Prüfung«*, *»die Angst zu versagen im Bauch«*) auf eine Drei, blieb dort aber »stecken«.

Weitere Themen wurden bearbeitet, die sich vorwiegend auf ihre Gedanken »Ich kann nicht alles« bezogen: *»Auch wenn ich meine, alles können und wissen zu müssen, und mich damit fertigmache, obwohl selbst die Professoren gar nicht alles wissen und sich spezialisieren müssen, bin ich o.k. und vergebe mir, dass ich sogar besser als die Professoren sein will, obwohl ich doch noch Lernende bin …«* und *»Ich habe nicht genügend gelernt«* und *»Es ist alles zu viel«* usw.

Der Setupsatz lautete: *»Auch wenn ich mich selbst fertigmache, indem ich meine, dass ich alles wissen muss …«* Immer wieder fügte ich an den Setupsatz auch Aussagen an wie: *»… und mache mir bewusst, dass ich ein alter Hase bin, was Prüfungen angeht, denn ich habe schon so viele erfolgreich geschafft, denn sonst könnte ich jetzt gar kein Examen machen«* oder *»… und erinnere mich daran, dass ich anscheinend immer das Richtige gelernt habe, da ich ja alle bisherigen Prüfungen, deren Inhalte mir ebenfalls nicht bekannt waren, immer bestanden habe«* usw.

Ich fragte Julia auch, was das Schlimmste wäre, wenn sie es dennoch nicht schaffen würde. Sie meinte, dann müsste sie nochmals ein halbes Jahr anhängen. Wir klopften: *»Auch wenn ich mich so fertigmache, weil ich ein halbes Jahr verlieren könnte, bin ich vollkommen o.k. und mache mir bewusst, dass ich auch in diesem Falle doch nur gewinnen kann, weil ich Feedback dafür erhalte, wo ich mich noch verbessern kann«* und *»Auch wenn ich mich so fertigmache, weil ich ein halbes Jahr weiter lernen muss, bin ich vollkommen o.k. und mache mir bewusst, dass es doch etwas ist, was mich interessiert* (das hatte sie mir vorher bestätigt) *und ich mein Wissen darüber noch vertiefen kann.«* Mittlerweile saß sie gelöst vor mir, die Nervosität im Bauch war verschwunden, und wir konnten sogar schon kleine Scherze über ihre Situation machen.

Um diese Ergebnisse noch zu verfestigen, sollte sie an bestandene Prüfungen denken und dabei die Aufmerksamkeit auf ihre Gefühle richten. Wir klopften diese positiven Gefühle, um sie noch zu verstärken. Dann ließ ich sie die »Prüfung am Montag« in ihrer Vorstellung durchgehen: Sie steht am Morgen auf, macht sich bereit, geht zur Uni, geht in den Raum, sie sitzt und wartet, die Unterlagen werden ausgeteilt – bei jedem Unwohlsein, bei jeder Verspannung klopften wir, bis sie sich wieder entspannt und positiv fühlte (z.B. *»Auch wenn ich noch diese Unruhe in mir verspüre, wenn ich daran denke, zur Uni zu gehen und die Prüfung jetzt ganz nah ist ...«*). Inzwischen konnte sie sich vorstellen, ruhig und entspannt in der Prüfung zu sitzen. Sie äußerte sogar, dass sie richtig neugierig sei, was wohl geprüft werde. Wir gingen noch weiter: Sie sollte sich vorstellen, wie sie tatsächlich ein Thema findet, das sie gut beherrscht; und sie sollte sich auch vorstellen, dass zwar nicht das ideale Thema dabei war, sie aber auch hierfür vieles von dem abrufen kann, was sie gelernt hat. Sie stellte sich dann vor, dass sie viel schreibt, dass »es nur so fließt«, sie zufrieden ihre Arbeit abgibt und später die Nachricht über das Bestehen erhält.

Anschließend gingen wir nochmals in die Gedanken an die Prüfung am Montag: Sie meinte, sie habe dabei jetzt ein gutes Gefühl, wirkte entspannt, gelöst und zeigte ein leichtes Lächeln. Ich riet ihr, beim Einschlafen und auch am Sonntag immer wieder in diese

positiven Vorstellungen zu gehen, und bot ihr an, sich bei mir zu melden, wenn es Schwierigkeiten geben sollte.
Erst am darauffolgenden Mittwoch meldete sich die Mutter wieder: Julia sei nach der Sitzung wie ausgewechselt gewesen, ruhiger und zuversichtlicher, habe einen guten Schlaf gehabt. Die Prüfung sei bestens gelaufen und sie sei jetzt fast wieder »die Alte«.

Bei Julia fanden sich auf die Schnelle keine gravierenden »alten Erlebnisse«, was das Lernen und Versagen anging. Sie war immer gut in der Schule und hatte nie Probleme gehabt. Bei einer vorhergehenden Prüfung im Examen war sie verunsichert worden. Dieses ihr unbekannte Gefühl und auch der gesamte Prüfungsstress waren unter anderem vermutlich Auslöser für ihren Zustand. Mögliche dahinterliegende Problematiken (z.B. ein Mangel an Selbstwertgefühl, Versagensangst) konnten bei dieser Erste-Hilfe-Intervention nicht Thema sein, da es lediglich darum ging, die akute Situation zu verbessern.

Angst vor Ratten *siehe Tierphobien, S. 162, 169.*

SOZIALE PHOBIE

Diese Kategorie von Ängsten bezieht sich vor allem auf den angstbesetzten Umstand, dass man sich (auf »offenem Feld«) von anderen Menschen prüfend betrachtet und in deren Gedanken abgewertet, wenn nicht sogar abgelehnt sieht. Das gegenseitige kritische Beäugen und Beurteilen unter Menschen ist durchaus ein ganz normales alltägliches Geschehen unserer Spezies, das weitgehend psychisch unbelastet bleibt. Doch gilt dies nicht für jeden. Fühlen sich Menschen mit sozialer Phobie innerhalb des engeren Familienverbundes und natürlich in den eigenen vier Wänden noch relativ sicher, so ändert sich die Befindlichkeit rapide, wenn es sich um Öffentlichkeit handelt wie etwa:

in ein Restaurant zu gehen und das Essen dort einzunehmen, in der Bäckerei Wünsche zu äußern, wenn weitere Kunden anwesend sind, vor anderen zu sprechen etc. (es besteht also auch eine Nähe zur Prüfungsangst). Wir haben es hier ebenfalls mit den bekannten Angsterscheinungen zu tun, die unter anderem von allgemeiner Anspannung, Erröten, Schwitzen, Übelkeit, Händezittern, Drang zum Wasserlassen bis zu erhöhtem Herzschlag und sogar zu Panikattacken und in der Folge zu Vermeidungsverhalten und selbstgewählter sozialer Isolation reichen. Werden Sie von diesen Ängsten geplagt, kann Ihnen die Klopfakupressur zu neuem »sozialen Schwung« verhelfen.

a) Schon der Gedanke an bestimmte *Aufenthalte in der Öffentlichkeit* kann inneren Stress hervorrufen. Gehen Sie also in Ihrer Vorstellung in eine Art »Trockenübung« (siehe z.B. die S. 59 und 90) zu angstbesetzten Situationen und achten Sie darauf, ob dabei Unwohlsein zum Vorschein kommt. Dies kann sofort beklopft werden, zum Beispiel: *»Auch wenn ich diese ungute Anspannung in meinem ganzen Körper spüre, wenn ich mir vorstelle, ich bin im Schwimmbad und die Leute schauen auf mich, akzeptiere ich mich voll und ganz und gebe mir die Chance, diese Anspannung loszulassen, und mache mir bewusst, dass diese Leute sowieso denken, was sie wollen, da kann ich gar nichts dran ändern«*, und (während Klopfsequenz) *»Diese ungute Anspannung in meinem ganzen Körper ... wenn ich mir vorstelle, ich bin im Schwimmbad und die Leute schauen auf mich ... ich gebe mir die Chance, ich lasse diese Anspannung los ... ich mache mir bewusst, diese Leute denken sowieso, was sie wollen, da kann ich gar nichts dran ändern ...«*
Gehen Sie auf die Suche in sich, holen Sie alle möglichen angstbesetzten öffentlichen Begebenheiten hervor. Setzen Sie sich in Ihren inneren Bildern auch ganz bewusst den beurteilenden Blicken und Meinungen der anderen aus und »hören« Sie deren Denken in sich. Überprüfen Sie dann, ob bei diesen inneren Begegnungen in Ihnen Belastungen auftreten, und wenden Sie das

Klopfen auf die anwesenden Störungen so lange an, bis Sie davon befreit sind.
Machen Sie sich auch bewusst, dass die Meinungen anderer Menschen über Ihre Person in Ihrem eigenen Kopf stattfinden, dass *Sie selbst also in dieser Weise über sich denken* und es den anderen zuschreiben (Hintergründe hierfür siehe weiter unten unter Punkt d). Auch dies kann in das Klopfen aufgenommen werden, zum Beispiel: *»Auch wenn ich mich unsicher fühle, weil ich von den anderen diese schlechten Urteile über mich ›höre‹, als ob ich Gedanken lesen kann, akzeptiere ich mich voll und ganz und frage mich, ob dies nicht meine Gedanken über mich sind, denn sie sind ja in meinem Kopf. Und vielleicht kann ich sie auch verändern, egal, wie sie in mich hineingekommen sind ...«*

b) Befinden Sie sich in einer unvermeidlichen öffentlichen Situation und bemerken Sie *akutes aufkeimendes Unheil* in sich, welches Ihr »Fluchtprogramm« aktiviert, greifen Sie sofort zu Ihrem »Erste-Hilfe-Werkzeug« Klopfakupressur, um die akute Störung einzudämmen bzw. ganz aufzulösen. Auf diese Weise kann die Angstspirale unterbrochen werden und das momentane äußere Geschehen lässt sich für Sie mit mehr Entspanntheit und vielleicht ungewohnter Gelassenheit »ertragen«. Wie Sie in der Öffentlichkeit das Klopfen verwenden, haben wir auf Seite 44 f. beschrieben.

c) Gelingt es Ihnen nur unzureichend, sich in Ihrer Vorstellung in »Gefahrenmomente« zu versetzen, können Sie sich auch bewusst den für Sie gefährlichen öffentlichen *Situationen direkt aussetzen.* Gehen Sie dabei in kleinen Schritten vor: Beschließen Sie beispielsweise zunächst nur, einen bestimmten Ort aufzusuchen, wo viele Blicke auf Sie gerichtet sein könnten; verlassen Sie dann tatsächlich die Wohnung, nähern Sie sich diesem gefährlichen Ort, bleiben Sie davor stehen, gehen Sie ggf. in ein Gebäude hinein (z.B. in ein Restaurant) etc. Beklopfen Sie dabei auftretende Störungen, bevor Sie den nächsten Schritt wagen, zum Beispiel:

»Auch wenn jetzt mein Herz bis zum Hals schlägt, weil ich kurz davor bin, da hineinzugehen, akzeptiere ich mich voll und ganz und gebe mir die Chance, diesen Stress in mir aufzulösen, und erlaube mir, mich zu entspannen, andere denken sich auch nichts dabei ...«
Wichtig: Es geht nicht darum, sich Mutproben zuzumuten oder Ängste auszuhalten, sondern sich befreit, gelöst und möglicherweise sogar mit etwas experimenteller Neugierde diesen Herausforderungen stellen zu können.

d) Natürlich stecken hinter sozialen Ängsten auch frühe Erlebnisse, die im inneren System »Störfelder« hinterlassen haben: Erfahrungen von elterlicher Kritik, Ausgelachtwerden, Versagen, Erwartungen nicht gerecht zu werden etc. nagen am Selbstwert. Forschen Sie in sich nach solchen Begebenheiten in Ihrem Leben und bearbeiten Sie diese mit der »Erlebnistechnik« ab Seite 47ff.

Herr C., Mitte dreißig, berichtete davon, dass er zwar erfolgreich sei und auch keine Probleme mit Kontakten zu anderen Menschen habe, doch beziehe sich dies mehr auf das berufliche Feld, wo er sich sicher fühle. Im privaten Bereich habe er jedoch beträchtliche Probleme. Es sei ihm fast nicht möglich, Einladungen zu folgen, und in Restaurants fände er auch keine wirkliche Entspannung, weil er ständig damit beschäftigt sei, wie ihn andere bewerten, ob sie gerade über ihn sprechen oder lachen würden. Zudem fühle er sich »leicht verletzt«, was persönliche Kontakte noch erschweren würde. Nun hatte sich in der folgenden Woche ein Freund mit ihm in einem Restaurant verabredet. Beim Gedanken an diese Verabredung wurde sein »Herz schwerer«, er fühlte Verunsicherung, eine trockene Kehle, einen sich zusammenziehenden Magen, was von einem »Tunnelgedanken wie im Alarmzustand« und dem Gedanken »Ich muss weg« begleitet wurde (Einwertung jeweils zwischen Vier und Sechs).
Diese Aspekte wurden mit der Klopfakupressur bearbeitet und gelöst, zum Beispiel: *»Auch wenn ich fühle, wie mein Herz schwer ist bei*

dem Gedanken an dieses Treffen im Restaurant …« und *»Auch wenn sich mein Magen verkrampfend zusammenzieht, wenn ich daran denke, dass ich im Restaurant den Freund treffe …«* Dieser öffentliche Ort »Restaurant« bereitete ihm offensichtlich Stress, denn er meinte, er werde von vielen Leuten angeschaut, fühle sich beobachtet und habe Angst, dass sie über ihn lachen. Deshalb müsse er ständig auf der Hut sein. All dies wurde jeweils spezifisch beklopft und von Belastung befreit.

Neben anderen Themen (Begegnung mit einem verächtlichen, ablehnenden Blick, der Verlust des Vaters in frühen Jahren) erinnerte sich Herr C. an eine wichtige Begebenheit, die mit der »Erlebnistechnik« angegangen wurde: Im Alter von etwa zwölf Jahren hatte er nach der Schule Streit mit einem engen Freund, was dazu führte, dass sie miteinander rauften. Er als der Schwächere lag schließlich wehrlos am Boden, sein Freund drückte ihm dennoch weiterhin die Luft ab, sodass er in große Angst geriet, ersticken zu müssen. Die umstehenden Kinder lachten damals über ihn, was Herrn C. nun sagen ließ: »Jeder sieht, dass ich schwach bin und das gilt bis heute, ich bin so gedemütigt worden und habe verloren, habe meine Ehre verloren …«

Aktuelle Gefühle wie Todesangst, Schwäche, Resignation, Hilflosigkeit und Demütigung bei der erneuten Begegnung mit dieser alten Geschichte wurden jetzt in den Klopffokus genommen und beseitigt, zum Beispiel: *»Auch wenn ich nach all den Jahren noch immer dieses Gefühl der Todesangst verspüre, wenn ich auf dieses Bild schaue, wo ich am Boden hilflos liege und er mir die Luft abdrückt und nicht loslässt …«* Unter Tränen wurde ihm bewusst, wie schlimm es für ihn – den Jungen – gewesen war, verspottet zu werden, wo er doch so gerne gemocht und dazugehören wollte. Schließlich aber verspürte er Wut auf seinen »Unterdrücker«, der sich Freund genannt hatte. Auch diese Themen wurden beklopft, sodass Herr C. zu Beginn der dritten Sitzung äußerte, dass ihm die Vorstellung, ins Restaurant zu gehen, keine Probleme mehr bereite.

Das Treffen mit dem Freund erwies sich dann für Herrn C. entsprechend unproblematisch. Doch bis zu völliger Unbeschwertheit und Freiheit in der Begegnung mit anderen bleibt noch einiges an wichtigen Themen aufzuarbeiten, die zu seiner Verunsicherung beigetragen haben.

Angst vor Spinnen *siehe Tierphobien, S. 162, 172.*

ANGST VOR SPRITZEN

Verständlicherweise tritt bei vielen Menschen eine gewisse emotionale und körperliche Anspannung auf, wenn es darum geht, sich eine Spritze geben oder Blut abnehmen zu lassen. Denn dieser Vorgang stellt eine bewusste »Verletzung« des Körpers dar, der meist mit Schmerzerwartung einhergeht. Gesellen sich dann noch »ungute« Erfahrungen hinzu (insbesondere in der Kindheit), so kann die negative Befindlichkeit in stärkeres Angstgeschehen münden. Die Angst vor der Spritze lässt manche Betroffene sogar in Ohnmacht fallen, sofern sie sich überhaupt noch dem Einstich von Nadeln aussetzen. Dieses Vermeidungsverhalten birgt jedoch die Gefahr, bei Erkrankungen nötige Arztbesuche aufzuschieben oder ganz sein zu lassen bzw. dies nur mit größtem Stress absolvieren zu können. Die Klopfakupressur zeigt auch hier ihre erfreuliche Wirksamkeit und verhilft zu echter Befreiung oder zumindest – solange noch wichtige Themen unbearbeitet sind – zur Milderung der Angstsymptomatik.
Wir finden – wie bei den anderen Phobien – drei unterschiedliche Ausgangssituationen vor, die Sie entsprechend angehen (siehe auch S. 58):

a) *Akutes Geschehen:*
✗ Sie fühlen sich unwohl, weil Sie in Kürze eine Arztpraxis aufsuchen müssen, um sich spritzen bzw. Blut abnehmen zu lassen.

Klopfen Sie Ihren akuten Stress, zum Beispiel: »*Auch wenn ich diesen Druck auf meiner Brust spüre, der mir den Atem schwer macht, weil die Spritze immer näher rückt, akzeptiere ich mich voll und ganz und gebe mir die Chance, diesen Druck von meiner Brust zu nehmen und wieder freier zu atmen, denn ich tue es ja, weil es mir helfen soll*«, und (während Klopfsequenz) »*Dieser Druck auf meiner Brust ... der mir den Atem schwer macht ... weil die Spritze immer näher rückt ... ich gebe mir die Chance, diesen Druck auf meiner Brust ... diese Schwere in meiner Atmung jetzt aufzulösen, so gut ich kann ... und mache mir bewusst, ich tue es ja, weil es mir helfen soll ...*«

- ✗ Sie befinden sich im Warteraum bzw. sitzen bereits auf dem Stuhl im Behandlungsraum und sehen, wie die Spritze aufgezogen wird. Klopfen Sie wie oben beschrieben das akute Befinden und nehmen Sie dabei die am stärksten auftretende Störung in den Klopffokus, zum Beispiel: »*Auch wenn ich am liebsten davonlaufen würde und mir das Herz bis zum Halse schlägt, weil die Spritze mir jetzt so nah ist, akzeptiere ich mich voll und ganz und gebe mir die Chance, diesen Stress von meinem Herzen und von mir zu nehmen, denn ich weiß ja, dass ich es für mich tue*«, und (während Klopfsequenz) »*Dieses Herzrasen in mir ... ich würde am liebsten davonlaufen ... weil die Spritze jetzt so nahe ist ... ich gebe mir die Chance, diesen Stress von meinem Herzen und von mir zu nehmen ... denn ich weiß ja, dass ich es für mich tue ...*« Wenn diese Angstbewältigung mehr im Verborgenen ablaufen soll, denken Sie auch an die Möglichkeit der Klopfvarianten in der Öffentlichkeit (siehe S. 44f.).
- ✗ Die Spritze wird angesetzt und es wird eingestochen. Atmen Sie tief und klopfen Sie mental (siehe S. 45) *ohne Setup und Gamutfolge* alles, was gerade akut in Ihr Bewusstsein dringt, zum Beispiel: »*Dieses Herzrasen in mir ... dieser Anflug von Schwindel ... dieses Schwitzen ... dieses Herzrasen ... ich würde am liebsten davonlaufen ... dieser Anflug von Schwindel ... ich*

weiß gar nicht, ob ich es überstehe ... dieses Schwitzen wegen dieser Nadel, die in mich einsticht ... dieses Herzrasen in mir ... dieser Anflug von Schwindel ... ich löse es auf ...«

Eine Klopfanfängerin, die über EFT bislang nur gelesen hatte, schreibt: Gestern musste ich »Blutarbeit« über mich ergehen lassen – und dies trotz einer starken Nadelphobie. Obwohl ich bereits 54 Jahre zähle, habe ich den Eindruck, dass ich in dieser Situation wie ein kleines Kind im Alter von zwei Jahren reagiere. In meiner Not fragte ich mich: »Wenn nicht jetzt, wann will ich EFT denn dann anwenden?« Also klopfte ich: *»Auch wenn ich diese irrationale Angst vor Nadeln habe und mich wie ein kleines Kind verhalte ...«* Mir war lediglich die Zeit von zwei Klopfrunden vergönnt, und ich war mir nicht einmal sicher, ob ich es richtig gemacht hatte. Und zu einem tieferen Thema bin ich auch nicht gekommen. Aber dennoch: Zum ersten Mal in meinem Leben konnte mir ohne Angst oder hysterische Reaktion Blut abgenommen werden. Die Sprechstundenhilfe musste mit der Nadel sogar ein wenig herumsuchen (ich habe »schlechte Venen«), und dennoch blieb ich entspannt dabei. Ich war richtiggehend erstaunt. (G.C.)

b) Damit Sie möglicherweise nicht in eine akute Angstsituation geraten (siehe unter a), hat es sich bewährt, die Angstproblematik *bereits im Vorfeld* mit der Klopfakupressur zu bearbeiten. Dies können Sie in einer »Trockenübung« (siehe auch S. 59 und 90) erreichen, bei der Sie in Ihrer Vorstellung alle möglichen Aspekte der Nadelsituation (der Weg zum Arzt, das Warten im Wartezimmer, das Aufgerufenwerden, der Gang zur »Hinrichtung«, der Anblick der Spritze, das Einstechen, die Nadel im Fleisch ...) durchgehen und dabei auf eintretendes Unwohlsein achten. Klopfen Sie jeweils die einzelnen Themen, bis Sie sich angstfrei fühlen. Indem Sie Ihre Belastungen »auf sicherem Terrain« mit der Klopfakupressur positiv beeinflussen, ist die Chance groß,

dass Sie sich gelöst(er) der Spritzensituation stellen und vielleicht sogar erleben, dass Ihre Angst der Vergangenheit angehört. Klopfen Sie: *»Auch wenn ich feuchte Hände habe bei der Vorstellung, die Spritzennadel nähert sich meiner Haut, akzeptiere ich mich voll und ganz und gebe mir die Chance, diesen Stress in mir aufzulösen, sodass auch meine Hände wieder normal trocken werden können«*, und (während Klopfsequenz) *»Diese feuchten Hände ... bei der Vorstellung, die Spritzennadel nähert sich meiner Haut ... ich gebe mir die Chance, meine Hände dürfen wieder normal trocken werden ... ich löse diesen Stress in mir auf ...«*
Sollte sich in der Spritzensituation dennoch erneut Angstgeschehen einstellen, klopfen Sie Ihre akuten Störungen wie unter a) beschrieben.

Eine Klopftherapeutin berichtet: Die Nadelphobie meiner Klientin, 24 Jahre alt, führte dazu, dass sie Arztbesuche bereits seit drei Jahren hinausschob. Wir klopften: *»Auch wenn ich diese Angst vor Nadeln habe ...«* und *»Auch wenn ich Gänsehaut wegen der Nadeln habe ...«* und *»Auch wenn ich diesen Schauder empfinde, wenn ich daran denke, dass ich gespritzt werde ...«* und *»Auch wenn ich mich der Ohnmacht nahe fühle, wenn ich an Nadeln denke ...«* In meiner Praxis schwächte sich diese Angst so weit ab, dass die Klientin einen Termin mit einem Arzt ausmachen konnte. Nach zwei Wochen kam sie mit einem Triumphgefühl erneut zu mir. Sie sagte, sie würde es nach wie vor vorziehen, dass ihr kein Blut abgenommen oder ihr eine Spritze gegeben würde, aber es sei jetzt keine große Affäre mehr. (G.C.)

c) Führt das Klopfen unter b) nicht zur Freiheit von Ihren Ängsten, weil die Ängste in der akuten Situation immer wieder in Erscheinung treten (obwohl Sie in der »Trockenübung« angstfrei geworden waren) oder weil keine positiven Klopfergebnisse eintreten wollen, ist es wichtig, dass Sie noch tiefer in Ihre Angstgeschichte eindringen. Fragen Sie sich also danach, ob irgendwelche *eigenen Erlebnisse mit Spritzen* oder auch »Horrorgeschichten« von anderen, die sich auf Spritzen bezogen, in Ihrem Leben eine Rolle spielten. Bearbeiten Sie diese Begebenheiten mit der »Erlebnistechnik« ab S. 47ff.

ANGST VORM TELEFONIEREN

Für fast jeden ist das Telefonieren zur Selbstverständlichkeit geworden. Wir betonen »fast«, denn es gibt durchaus Menschen, für die Telefonieren ein Problem ist. Meist bezieht sich dies auf ganz spezifische Situationen, in denen Betroffene den Griff zum Hörer ganz vermeiden oder nur unter großem innerem Stress durchführen können. Wenn sich diese Ängste während der beruflichen Tätigkeit abspielen, wie etwa beim telefonischen Akquirieren von Kunden (sogenannte »cold calls«), bedeutet dies geringere Erfolgsaussichten und ein erhöhtes Risiko für körperliche und seelische Erkrankungen. Doch auch für »Privatpersonen« läuft das Telefonieren nicht immer so glatt, wie der folgende Fall zeigt:

Anne war unfähig, unbekannte Personen anzurufen, weil sie stets befürchtete, dass sie stören würde und dass diese Personen schlecht über sie denken könnten. Ich forderte Anne auf, sich vorzustellen, den Hörer in die Hand zu nehmen und irgendjemanden anzurufen. Diese Vorstellung rief in ihr Unbehagen hervor, die sie mit der Bewertung Zehn einstufte. Anne führte dann einige Klopfrunden durch mit folgenden Setup- und Erinnerungssätzen: *»Auch wenn ich diese Angst vor dem Urteil der Leute am anderen Ende der Leitung habe, liebe und akzeptiere ich mich voll und ganz.« – »Diese Angst.«* Und: *»Auch wenn ich diesen Mangel an Selbstvertrauen in mir habe, liebe und akzeptiere ich mich voll und ganz.« – »Dieser Mangel an Selbstvertrauen.«* Und: *»Auch wenn ich dieses nervöse Gefühl in meinem Magen habe, liebe und akzeptiere ich mich voll und ganz.« – »Dieses nervöse Gefühl in meinem Magen.«*

All diese Aspekte des Problems fielen nach zwei bis drei Klopfrunden auf eine Einwertung von Null, sodass wir einen »Feldversuch« starten konnten. Ich nahm das Telefonbuch, öffnete es auf irgendeiner Seite und zeigte auf eine beliebige Telefonnummer. Was die ganze Angelegenheit noch »reizvoller« machte, war der Umstand, dass es bereits neun Uhr am Abend war. Anne sollte diese Nummer wählen, eine fiktive Person verlangen und dann entschuldigend behaupten, sich verwählt zu haben. Sie wagte tatsächlich diesen Versuch, berichtete aber danach, dass sie dabei schwitzte. So führten wir eine weitere Klopfrunde durch mit: *»Auch wenn ich dieses nervöse Schwitzen habe, wenn ich anrufe, liebe und akzeptiere ich mich voll und ganz.« – »Dieses nervöse Schwitzen.«* Es folgte ein erneuter Versuch mit einer weiteren unbekannten Telefonnummer – und Anne begann sogar, sich an diesem Abenteuer zu erfreuen! Am nächsten Morgen sprach sie von einem Handy, das sie sich zulegen wollte. Auf Nachfrage einige Wochen später berichtete sie, dass sie jetzt ohne Probleme telefoniere und sie sich tatsächlich ein Handy zugelegt habe. Dies blieb auch in den nächsten Jahren so. (Aus dem Buch von Horst Benesch, *Klopf dich gesund*, S. 214.)

a) Wie Sie an diesem Fall erkennen können, wurde *spezifisches akutes Geschehen* beklopft, indem die betreffende Person mit dieser unguten Situation konfrontiert worden war. Beachten Sie, dass es sich hier nicht um Mutproben oder um ein Sich-zwingen-Sollen handelt, sondern dass erst dann zum Hörer gegriffen wurde, als dies problemlos gelang, weil der innere Stress durch das Klopfen aufgelöst worden war – und wie das Ergebnis zeigt, auf anhaltende Weise.

b) Wollen Sie hingegen eine direkte Konfrontation mit der angstbesetzten Situation meiden, können Sie *in Ihrer Vorstellung* die verschiedenen Telefonsituationen durchspielen (wie es im Fall oben vor der direkten Konfrontation geschah) und jeweils auftre-

tendes Missbefinden beklopfen, zum Beispiel: *»Auch wenn ich ganz weiche Knie bekomme, wenn ich mir vorstelle, dass ich jetzt eine fremde Person anrufe, akzeptiere ich mich voll und ganz und gebe mir die Chance, diesen Stress in meinen Knien aufzulösen, was soll schon Schlimmes passieren«*, und (während Klopfsequenz) *»Diese weichen Knie … bei der Vorstellung, ich rufe diese fremde Person jetzt an … ich gebe mir die Chance, ich löse diesen Stress in meinen Knien auf … was soll schon Schlimmes passieren …«*
Beachten Sie die entsprechenden Themen so lange, bis Sie sich bei dieser Anruf-Vorstellung gänzlich frei von Störung erleben. Erst dann ist es an der Zeit, sich der »Realität« zu stellen: Gehen Sie also zum Telefon, greifen Sie zum Hörer, wählen Sie eine Nummer. Aufgrund der vorherigen erfolgreichen »Trockenübung« kann es durchaus sein, dass Ihnen dies jetzt problemlos von der Hand geht. Treten bei diesen einzelnen Handlungen weiterhin Unbehagen oder Zögern auf, beklopfen Sie dieses akute Missbefinden unmittelbar (siehe Fall oben), zum Beispiel: *»Auch wenn ich diese Unruhe in meinem Bauch verspüre, wenn ich jetzt diese Nummer wählen will, akzeptiere ich mich voll und ganz und gebe mir die Chance, diese Unruhe in meinem Bauch jetzt aufzulösen …«* Jeder nächste Schritt folgt stets erst dann, wenn Sie den vorherigen zur Zufriedenheit bereinigt haben.
Stagniert der Klopfprozess irgendwo trotz ausdauernder Anwendung, sollten Sie sich fragen, *was genau* diese Unruhe in Ihrem Bauch auslöst. So könnten Sie beispielsweise entdecken, dass es die Vorstellung ist, diese andere Person könne *unfreundlich zu Ihnen* sein. Dieses spezifischere Thema, welches sich hinter dem Telefonstress verbirgt, sollte dann Ihr Klopffokus sein, zum Beispiel: *»Auch wenn ich diese Unruhe in meinem Bauch verspüre, weil diese andere Person unfreundlich zu mir sein könnte, akzeptiere ich mich voll und ganz und gebe mir die Chance, diese Unruhe in meinem Bauch jetzt aufzulösen …«*
Stellen sich auch jetzt noch keine Erfolge ein, haben Sie es mit einem tiefer liegenden Thema zu tun, das über die »Telefonangst«

hinausgeht und tiefer in Ihre Seele hineinreicht, aber in seinen Ausläufern ein freies Telefonieren erschwert (siehe hierzu auch die Anregungen unter »Prüfungsangst«, S. 139, und »Soziale Phobie«, S. 150). Erst wenn Sie diesen Seelenkomplex gelöst haben, können Sie Unbeschwertheit beim Telefonieren genießen. Sollten Sie sich als Klopfanfänger mit diesem Thema aber überfordert fühlen, suchen Sie fachliche Klopfhilfe auf.

TIERPHOBIEN

Ängste vor Tieren sind weit verbreitet und können sich nahezu auf jede Tiergattung erstrecken. Wenngleich Erlebnisse mit Tieren in der Kindheit, die oft mit Schrecken und Angst einhergingen, eine bedeutende Rolle spielen, darf man nicht unterschätzen, wie sehr das angstbesetzte Verhalten oder entsprechende Aussagen von erwachsenen Bezugspersonen bei der Entstehungsgeschichte dieser Ängste beteiligt sind.
Wenn Sie Ihre Ängste mit der Klopfakupressur erfolgreich auflösen, heißt dies nicht, dass Sie Ihre natürliche Vorsicht gegenüber der Andersartigkeit und Unberechenbarkeit von Tieren verlieren. Ganz im Gegenteil: Sie werden viel besser in der Lage sein, Situationen mit Tieren »objektiver« einschätzen zu können, weil Ihr »emotionaler Angstfilter« nicht mehr automatisch auf Bedrohung schaltet und unkontrolliertes Verhalten in Gang setzt, das die Tiere zusätzlich irritieren kann.
Ein Standardvorgehen bei Tierphobien ist es, sich von der rein mentalen Vorstellung hin zu Bildern oder Filmdokumentationen und schließlich zur realen Begegnung mit dem angstbesetzten Tier zu bewegen. Wir geben Ihnen im Folgenden ein allgemeines Vorgehensschema, wie Sie Schritt für Schritt zur Angstfreiheit gelangen können. Welche Art von Tierphobie Sie auch immer haben: Übertragen Sie diese Prozedur auf Ihr »Tierproblem«. Sie müssen jedoch nicht alle Schritte durchführen, sondern können

das Vorgehen auch abkürzen, indem Sie einiges auslassen oder erst bei einer späteren Stufe beginnen. Dies hängt von Ihrem Grad der Belastung ab: Je höher der Stress, desto mehr Schritte sollten folgen. Und begeben Sie sich erst dann zur nächsten Stufe, wenn Sie die vorherige ohne Reaktionen bewältigt haben.

a) *Allgemeines Vorgehen bei Tierphobien*

- ✗ Beginnen Sie zunächst damit, nur das Wort des betreffenden Tieres mehrmals hintereinander auszusprechen bzw. zu denken, innere Bilder aber zu vermeiden. Sie sollen lediglich nur an das Wort denken. Zeigt sich hier bereits körperliches und/oder emotionales Unwohlsein? Wenn nicht, gehen Sie zum nächsten Schritt. Wenn ja, klopfen Sie zum Beispiel: *»Auch wenn ich diesen erschreckten Impuls in meinen Beinen habe, davonzulaufen, wenn ich das Wort ›Maus‹ ausspreche, akzeptiere ich mich voll und ganz und gebe mir die Chance, meine Beine zu beruhigen, ich bin doch viel größer und stärker«*, und (während Klopfsequenz) *»Dieser erschreckte Impuls in meinen Beinen davonzulaufen ... wenn ich das Wort ›Maus‹ ausspreche ... ich gebe mir die Chance, meine Beine zu beruhigen, ich bin doch viel größer und stärker ...«* Klopfen Sie so lange, bis das Wort für Sie neutral geworden ist, und machen Sie dann die nächste Übung.
- ✗ Stellen Sie sich nun das Tier als Standbild vor oder nehmen Sie ein Buch, in dem es abgebildet ist, oder suchen Sie im Internet nach Fotos. Wenn Sie bei der Betrachtung dieser Bilder gelassen bleiben, überspringen Sie die folgende Passage – wenn nicht, beklopfen Sie dieses Thema, zum Beispiel: *»Auch wenn ich wieder dieses unruhige Gefühl in meinen Beinen habe, wenn ich mir das Bild von einer Maus vorstelle (anschaue), akzeptiere ich mich voll und ganz und gebe mir die Chance, diese Unruhe in meinen Beinen jetzt aufzulösen«*, und (während Klopfsequenz) *»Dieses unruhige Gefühl in meinen Beinen ... wenn ich mir das Bild von einer Maus vorstelle (anschaue) ... ich gebe mir die Chance, diese Unruhe in meinen Beinen jetzt aufzulösen ...«*

Wenden Sie so viele Klopfrunden darauf an, bis diese Vorstellung/Betrachtung des unbewegten Tieres für Sie belastungsfrei ist, und gehen Sie dann zum nächsten Schritt über.

- ✗ Lassen Sie jetzt in sich einen Film ablaufen, in dem sich das Tier ganz normal bewegt, oder betrachten Sie Abschnitte eines Dokumentarfilms, in denen dieses Tier vorkommt. Bringt Sie dies nicht aus der Ruhe, gehen Sie gleich zur nächsten »Freiheitslektion«. Verspüren Sie jedoch Reaktionen, nehmen Sie diese als Klopfthemen, zum Beispiel: *»Auch wenn es mich nervös macht und ich gar nicht richtig hinsehen kann, wenn diese Maus im Film herumhuscht, akzeptiere ich mich voll und ganz und gebe mir die Chance, diese Nervosität aufzulösen. Warum soll ich nicht hinschauen können, es ist nur ein kleines Tier, das sicherlich mehr Angst vor mir hat«*, und (während Klopfsequenz) *»Diese Nervosität in mir ... wenn ich diese Maus im Film herumhuschen sehe ... ich gebe mir die Chance, diese Nervosität* jetzt *aufzulösen ... es ist nur ein kleines Tier, das sicherlich mehr Angst vor mir hat ...«* Klopfen Sie, bis die Vorstellung/Betrachtung des sich bewegenden Tieres reaktionsfrei bleibt, und wenden Sie sich dann dem folgenden Schritt zu.
- ✗ Stellen Sie sich nun auf vielfältige Weise vor, wie Sie diesem Tier begegnen könnten. Und bearbeiten Sie alles, was Sie dabei beunruhigt, so lange, bis Sie bei Ihren inneren Bildern gelassen bleiben, zum Beispiel: *»Auch wenn ich diesen Schreckensschrei auf meinen Lippen habe, wenn ich mir vorstelle, die Maus läuft an meinen Füßen vorbei ...«*
- ✗ Nun sind Sie für eine reale Begegnung gewappnet, natürlich zunächst aus sicherer Entfernung. Belastet Sie diese Vorstellung? Wenn ja, in beschriebener Weise mit Klopfen bearbeiten. Wagen Sie dann einen ersten Schritt für ein sicheres Aufeinandertreffen (z.B. zu einem Käfig in weiterer Entfernung). Schauen Sie genau auf das Tier und führen Sie das Klopfen im Falle von Unbehagen durch, zum Beispiel: *»Auch wenn ich mich im Magen gar nicht wohl fühle, wenn ich der Maus so nahe*

bin, bin ich o.k. und gebe mir die Chance, diesen Stress im Magen jetzt aufzulösen ...« Nähern Sie sich dann sukzessive dem Tier und machen Sie sich mit ihm vertraut. Bei Erscheinen von Unwohlsein gehen Sie wieder in einen sicheren Abstand und beklopfen das betreffende Thema, bis Sie sich entspannt weiter voranwagen können. Ziel ist nicht, dass Sie das betreffende Tier gleich lieben und anfassen sollen, sondern lediglich, eine neutrale und befreite Haltung zum Tier zu gewinnen.

b) Es kann sein, dass der oben geschilderte Prozess stagniert bzw. Sie eine Restbelastung trotz Klopfen beibehalten, weil sich in Ihrem System noch *Störfelder aus Ihrer Vergangenheit* befinden, die gesondert aufgelöst werden müssen, bevor Sie emotionale Freiheit erlangen. Stöbern Sie also in Ihrer Vergangenheit und machen Sie sich auf die Suche nach unguten Begegnungen mit Tieren, die eine negative Wirkung bei Ihnen hinterlassen haben. Dies kann bei realen Zusammentreffen geschehen sein, sich aber auch auf entsprechende Horrorszenen in Filmen beziehen oder durch Beobachten von Angstverhalten etwa bei den Eltern oder Nahestehenden entstanden sein. Gehen Sie in diese Erinnerungen und wenden Sie die »Erlebnistechnik« (siehe S. 47 ff.) an.

c) Natürlich kann es geschehen, dass Sie in *akute Not* geraten, weil Sie zum Beispiel einem großen Hund begegnen, der Sie anbellt oder anknurrt und die Zähne fletscht. Gewöhnlich wird eine solche Begegnung ohne anhaltende »innere Blessuren« schnell abgehakt. Aber auch hier lohnt es sich, die Anspannung, Unsicherheit, den Schreckmoment etc. sofort in ein paar Runden zu beklopfen, damit sich im inneren System nichts unbemerkt festsetzen kann. Und es versteht sich, dass Sie in jedem Falle *anhaltendes* Unwohlsein mit der Klopfakupressur möglichst gleich angehen und auflösen sollten, zum Beispiel: *»Auch wenn ich noch immer dieses Zittern in mir habe, weil ich dieses bedrohliche Bellen des Hundes nicht mehr aus meinen Gedanken bekomme, bin ich* *vollkommen o.k. und gebe mir die Chance, mich von diesen Gedanken und diesem Zittern zu befreien und mache mir bewusst, dass ich schon vielen Hunden ohne Probleme begegnet bin und jetzt auch diesen Hund überstanden habe ...«*

Nach diesen mehr allgemeinen Hinweisen zum Beklopfen von Tierphobien wollen wir das Thema noch vertiefen, indem wir Sie mit weiteren Anregungen und Fallbeispielen für verbreitete Phobien auf Hunde, Mäuse und Spinnen versehen.

Angst vor Hunden

Begegnungen mit Hunden verdienen Achtsamkeit und Aufmerksamkeit, denn man kann letzten Endes nicht sicher sein, ob sie wirklich friedlich sind. Und das Züchten von aggressiven Kampfhunden und groß aufgemachte Berichte über Hundeangriffe in den Medien tragen nicht gerade zur Angstentlastung bei. Deshalb gehören Gefühle von Unsicherheit und angespannte Reaktionsbereitschaft durchaus ins normale Spektrum Ihrer Befindlichkeit, wenn (größere) Hunde Sie in den Fokus genommen haben und dabei ihre Zähne fletschen, warnend knurren oder heftig bellen. Zeichen einer Überreaktion ist es jedoch, wenn eine allgemeine, unreflektierte Angst gegenüber Hunden vorherrscht und zu Flucht- und Panikreaktionen ausartet. Meist haben wir es dann mit Schreckerlebnissen, aber auch mit wirklichen Attacken durch Hunde zu tun, die bis in die frühe Kindheit reichen können und ihre belastende Wirkung bis zum heutigen Tag ausüben. Daher ist es unerlässlich, diese traumatischen Begebenheiten anzugehen, um Angstfreiheit zu erreichen. Suchen Sie jedoch nicht nur nach »großen« Ereignissen, schenken Sie auch »kleineren«, scheinbar unbedeutenden Begebenheiten Ihre Aufmerksamkeit, dass beispielsweise ein Hund – als Sie noch klein waren – Sie vor Freude angesprungen hat oder Sie im Spiel zwickte, was ein Kind durchaus als bedrohlich empfinden kann.

Bearbeiten Sie Ihr »Hundethema« zunächst mit dem *allgemeinen Vorgehensschema bei Tierphobien* (S. 163) und lösen Sie belastende Hundegeschichten aus Ihrem Leben mit der »Erlebnistechnik« (S. 47 ff.) auf. Fühlen Sie sich nach der Klopfakupressur frei, einem Hund wieder offen zu begegnen, beginnen Sie am besten mit kleineren bzw. für Sie »ungefährlicheren« Exemplaren und wagen Sie sich erst dann – nach guten Erfahrungen – in die Nähe von größeren bzw. für Sie vormals »gefährlicheren Hundeobjekten«. Vielleicht gibt es in Ihrem persönlichen Umfeld Hunde, mit denen Sie klopfend üben können.

Manfred, zwölf Jahre alt, hatte starke Angst vor Hunden. Da er abgelegen auf dem Land wohnt, muss er – um zum Beispiel ins Dorf zu seinen Freunden zu gelangen – stets ein Grundstück passieren, wo ein großer Hund lebt. Also galt es, seinen ganzen Mut zusammenzunehmen und unter Herzklopfen, Anspannung und Schweißausbrüchen mit dem Fahrrad eilends die »Gefahrenzone« zu passieren oder zu Hause zu bleiben, um diese Situation zu vermeiden. Auch anderen Hunden ging er aus dem Weg und wechselte lieber auf die andere Straßenseite, wenn er in einiger Entfernung einen Hund erspähte. Selbst das entfernte Bellen führte zu einiger Anspannung. Einen Zusammenhang mit einem früheren Erlebnis konnte Manfred nicht herstellen.
Wir klopften beide die Sequenz, während er von seiner Angst erzählte. So konnte er bereits auftretende leichte Erregungen auflösen. Dann ging ich mit ihm mehr in Details, um mögliche Aspekte zu finden. Ich fragte ihn nach einem konkreten Erlebnis, bei dem er diese Angst erlebt hatte, und wies ihn an, so zu tun, als ob er in dieser Situation tatsächlich sei. Er wählte ein Ereignis aus, bei dem er mit dem Fahrrad an diesem Grundstück vorbeigefahren war. Allein die Vorstellung daran, dort vorbeifahren zu müssen, löste in ihm bereits ein Unwohlsein der Stärke Fünf aus. Wir klopften: *»Auch wenn ich dieses Herzklopfen und diese feuchten Hände bekomme, wenn ich daran denke, daran vorbeifahren zu müssen, bin ich doch o.k.«* Nach ein paar Klopfrunden (alternierend mit *»Dieses Herzklopfen«* und *»Diese feuchten Hände, wenn ich daran denke, dass ich daran vor-*

beifahren muss«) konnte Manfred ohne Belastung an diese Situation denken.

Danach ließ ich ihn beschreiben, wie er sich auf dem Fahrrad diesem Grundstück nähert, wie er daran vorbeifährt [der Hund ist noch angekettet]. Wir klopften jegliche Angstsymptomatik, seine Verspannungen sowie die Gedanken, die in ihm auftauchten, und erreichten schließlich eine gesunde Gleichgültigkeit dem Hund gegenüber [wir durchliefen dabei den ganzen Ablauf fünf Mal]. Siehe hierzu auch die »Erlebnistechnik«, S. 47 ff.

Schließlich wählten wir eine Begebenheit, bei der dieser Hund frei auf der Straße herumläuft und Manfred ihn passieren muss: Ein anderer wichtiger Aspekt, der in Manfred nochmals ein »mittleres Erdbeben« der Stärke Sechs auslöste. Mit *»Auch wenn es meinen Magen zuschnürt und ich die Angst habe, dieser Hund könnte mich anspringen und mir etwas tun, bin ich doch ein toller und mutiger Junge«* und *»Auch wenn ich diesem Hund nicht traue und er mich anfallen könnte, bin ich doch o.k.«* und *»Auch wenn ich mich am liebsten unsichtbar machen möchte, bin ich o.k.«* sank die Belastung nach ein paar Klopfrunden auf eine Zwei. Manfred wurde sichtlich ruhiger und meinte lapidar, dass »der Hund eigentlich nur herumlaufe und ihn noch nie beachtet habe«. [In seiner Hast und Panik hatte er dies nie bewusst wahrgenommen!] Mit *»Auch wenn ich Hunde viel gefährlicher mache, als sie sind, bin ich o.k. und mache mir bewusst, dass viele Kinder gerne mit Hunden zusammen sind«* löste sich die restliche Verspannung auf. Wir klopften zusammen noch weitere mögliche Aspekte (Bedenken und Vorstellungen allgemeinerer Art, auch mögliche Begegnungen mit Hunden im Dorf und dass Hunde ihn auch anbellen könnten).

In der nächsten Sitzung berichtete er, dass er »ganz normal« an diesem Hund vorbeigefahren war und er tatsächlich festgestellt hat, dass der Hund gar kein Interesse an ihm zeigte. In weiteren Therapiesitzungen (er war wegen Zwängen bei mir in Behandlung) bestätigte sich seine positive Entwicklung: Mittlerweile sind Hunde kein Problem mehr für ihn. (Aus dem Buch von Horst Benesch, *Gesunde Kinder mit EFT*, siehe S. 214.)

Angst vor Mäusen und Ratten

Bei Mäusen und Ratten ist nicht davon auszugehen, dass diese Tiere gleich über Sie herfallen werden, wohl aber davon, dass diese Nager Angst vor Ihnen haben und das Weite suchen, wenn Sie sich in deren Nähe befinden. Insofern sind Phobien aufgrund von Attacken durch Mäuse und Ratten eher unwahrscheinlich. Angst ist dann eher darin begründet, dass vor allem für Stadtmenschen die Begegnung mit Mäusen und Ratten ungewöhnlich ist und damit diese Tiere selbst fremd geworden sind. Deren unerwartetes und plötzliches Auftauchen führt deshalb leicht zu Stress, zumal sich diese Tiere durch rasche Bewegungen nicht ohne Weiteres lokalisieren und kontrollieren lassen. Auch das Angstverhalten und Vorurteile seitens erwachsener Bezugspersonen sowie das Konfrontiertwerden mit bestimmten Ratten- und Mäuseszenen in Filmen – selbst in Kinderfilmen, wo beispielsweise Ratten als böse Tiere dargestellt werden – belasten das Verhältnis zu diesen Nagern. Verändern lässt sich dies wie folgt:

- ✗ Wenden Sie das *allgemeine Vorgehensschema bei Tierphobien* (S. 163) auf das Angstgeschehen gegenüber Mäusen oder Ratten an. Achten Sie auf Ihre Vorstellung, was Mäuse bzw. Ratten Ihnen antun könnten, was alles geschehen könnte, wenn sie frei in Ihrer Nähe herumlaufen würden, und was so schrecklich an ihnen ist. Gehen Sie in Kontakt mit diesen Gedanken und inneren Bildern und beklopfen Sie negative Befindlichkeit.
- ✗ Überprüfen Sie auch, ob sich belastende Bilder in Ihnen zeigen, die aus Filmen stammen könnten, und bearbeiten Sie diese, zum Beispiel: »*Auch wenn meine Hände feucht werden, wenn ich daran denke, wie in diesem Film der gefesselte Mann in einer Unzahl von Ratten steht und sie beginnen, an ihm hochzuklettern und ihn anzunagen, bin ich o.k. und gebe mir die Chance, diese Feuchtigkeit in meinen Händen jetzt aufzulösen. Ich bin in Sicherheit, es war nur ein Film, und was können die Ratten dafür, dass Menschen derlei ›kranke Gedanken‹ produzie-*

ren«, und (während Klopfsequenz) *»Diese feuchten Hände ... ich gebe mir die Chance, ich löse diese Feuchtigkeit in meinen Händen jetzt auf ...«*

✗ Denken Sie auch daran, vergangene Schreckerlebnisse mit Mäusen oder Ratten – sofern Belastungen dabei in Erscheinung treten – mit der »Erlebnistechnik« (S. 47ff.) zu beseitigen.

✗ Was können Sie tun, wenn Sie dazu bereit sind, sich Mäusen oder Ratten direkt zu stellen? Vielleicht kennen Sie jemanden, der Mäuse oder Ratten als Haustiere hält. Oder Sie suchen eine Tierhandlung auf. In jedem Falle sollten sich diese Tiere in einem Käfig befinden. Blicken Sie zunächst aus der Ferne auf den Käfig und beklopfen Sie unmittelbar akutes Missempfinden (im Tierladen z.B. mit dem »Klopfen in der Öffentlichkeit, S. 44). Gehen Sie erst dann weiter, wenn diese räumliche Entfernung von Störungen »befreit« ist und Sie für den nächsten Schritt bereit sind. Wenn Sie dann entspannt direkt vor dem Käfig stehen und diese Tiere ganz bewusst betrachten, verspüren Sie vielleicht sogar Neugierde und ein leichtes Kopfschütteln über Ihre vormalige Angst. Ein weiterer Schritt könnte sein (der aber nicht zwingend nötig ist und auch nicht zu einer Mutprobe ausarten sollte), dass Sie den Käfig *oben* öffnen (die Tiere sollen drinbleiben). Möglicherweise können Sie hineinfassen und die Tiere berühren – aber erst, wenn Sie sich ganz sicher und entspannt dabei fühlen! Wer weiß, ob Sie dann nicht auch plötzlich Haustierhalter werden ...

In einem der Kurse von Horst Benesch erregte der Gedanke an Mäuse bei Frau K. ein Gefühl von starkem Ekel und den Impuls davonzulaufen, was augenblicklich mit der Klopfakupressur angegangen wurde, beispielsweise mit: *»Auch wenn ich diesen starken Ekel habe, allein wenn ich an Mäuse denke, akzeptiere ich mich voll und ganz und gebe mir die Chance, dieses Ekelgefühl aufzulösen ...«* Während des Klopfens tauchten noch spezifischere Mäuseaspekte auf, die mit diesem Ekel in Zusammenhang standen: die Vorstellung, die Mäuse würden an das Essen gehen, sie würden sich im Bett befinden oder, während sie schlief, über ihr Gesicht laufen, in den Mund geraten und verschluckt werden. Frau K. schüttelte es richtiggehend bei diesen Gedanken. Wir klopften: *»Auch wenn es mich bei dem Gedanken schüttelt, dass ich die Maus im Mund habe und sie verschlucken könnte, weil dies ja immer wieder passiert, akzeptiere ich mich voll und ganz und gebe mir die Chance, diesen Mäusestress in mir aufzulösen, denn diese Ängste waren bislang wohl gänzlich unbegründet und haben mir unnötig das Leben schwer gemacht ...«*

Nach dem Beklopfen dieser und weiterer Aspekte atmete sie tief durch und konnte erleichtert feststellen, dass der Gedanke an eine Maus sie jetzt unbeeinflusst ließ – das erste Mal seit Jahren. Auch die Frage, ob ich eine Maus hereinholen dürfe, erregte keinen Stress mehr. Als letzten Test hielt ich in einiger Entfernung eine kleine Plastiktüte hoch, in der sich eine »tote Maus« (so hatte ich es bezeichnet) befand: kein Anzeichen von Unruhe, obwohl sie glaubte, es sei wirklich eine tote Maus (es war nur eine Spielmaus unseres Katers). Und selbst die Vorstellung, dass sie einer Maus über den Weg laufen könnte, bewirkte nur ein entspanntes Lächeln.

Eine Klopfanwenderin schreibt: Eine 24-jährige Frau litt unter einer Mäusephobie. Ihre Wohnung wurde kürzlich von einer Mäusefamilie in Beschlag genommen, die durch ein verstecktes Loch in der Wand hereingekommen war. Meine Klientin fühlte sich starr vor Schrecken wegen dieser Mäuse und konnte nicht mehr schlafen, seitdem eine Mitbewohnerin eine Maus über den Wohnzimmerboden hatte huschen sehen. Während meine Klientin dieses Problem beschrieb, verspürte sie ein Schaudern und ihr Gesicht errötete leicht. Worte wie »huschen« verursachten ein Zucken in ihrem Körper. Sie meinte, dass sie sich lächerlich vorkomme, weil ihre Mitbewohnerin sie entdeckt habe, während sie auf dem Tisch stand, um sicher vor den Mäusen zu sein.

Wir klopften wie folgt: *»Auch wenn ich so viel Angst vor den kleinen Dingern mit den Fellen habe ...«* und *»Auch wenn ich diese Phobie vor* *den Mäusen habe ...«* und *»Auch wenn mich meine Angst vor Mäusen in der Nacht wach hält ...«* und *»Auch wenn ich diese Angst habe, dass mich die Mäuse heimsuchen ...«* und *»Auch wenn ich mich lächerlich fühle, dass ich so viel Schrecken vor den Mäusen habe ...«* und *»Auch wenn ich Mäuse hasse ...«*

Eine Woche später kam sie erneut zu mir und war sehr zufrieden mit sich. Obwohl der Vermieter noch immer keine Anstalten gezeigt hatte, Abhilfe zu schaffen, stellte sie bei sich eine vollständige Kehrtwendung fest und fand die Situation mittlerweile unterhaltsam. Sie berichtete, dass sie die Mäuse nun jage und sie auch noch erfolgreich fange. Die letzten Nächte hatte sie wieder gut geschlafen und fühlte sich selbstsicher, die ganze Situation unter Kontrolle zu haben. (G.C.)

Angst vor Spinnen

Kleine Ursache – große Wirkung: Dies trifft sicherlich auf irrationale Ängste gegenüber Spinnen im normalen Wohn- und Lebensumfeld zu. Natürlich gilt auch hier der Hinweis auf Bedachtsamkeit, wenn man sich mit Spinnen nicht auskennt und nicht weiß, ob sie giftig sind, was in unseren Breiten jedoch eher der Ausnahmefall ist. Und eine Vogelspinne (die zufällig in Ihre Gegend gelangt ist) erweckt durch Größe und Aussehen trotz Unkenntnis ein gesundes Vorsichtsverhalten. Beim Anblick einer Spinne, die keine Bedrohung für Unversehrtheit und Leben darstellt, in Angst, Hysterie und Panik zu verfallen, muss nicht sein und weist auf andere Hintergründe hin. Das andersartige, fremde Aussehen und die Fangstrategien der Spinnen mit ihren klebrigen Netzen u.a.m. lösen sehr viele Bedrohungsfantasien und Angst in Menschen aus. Und diese Ängste werden in Büchern und Filmen (sogar in Kinderfilmen) geschürt und verfestigt.

Mit Erstaunen mussten wir zum Beispiel in einem Harry-Potter-Film, der für Kinder erlaubt ist, mit ansehen, wie eine Riesenspinne mit ihren gefährlichen Kauwerkzeugen in Gefolgschaft ihrer nicht minder gefährlichen Jungen in Harry Potter und seinen Freunden eine gute Mahlzeit sieht, sich über sie hermachen will und sie verfolgt. Wen wundert es, wenn Kinder und Jugendliche daraufhin Spinnenphobien entwickeln!? Und natürlich gibt es auch in »Herr der Ringe« eine überdimensionale Spinne, die bereits andere Menschen verzehrt hat (ersichtlich an den Gerippen), den Helden bedroht und mit einem Stachel in einen konservierenden Schlaf versetzt.

Wir könnten hier ewig fortfahren, um derlei Szenen zu beschreiben, denn all das weist auf eine tiefsitzende Angst des Menschen hin, durch Spinnen gefangen, eingenetzt und gegessen zu werden. Mit Realität hat dies jedoch nichts zu tun, dennoch setzen sich diese Bilder – vor allem im jungen Alter – im inneren System fest und werden zu anhaltenden »Störfeuern«. Und nicht zuletzt erleben Kinder bei Eltern und anderen Erwachsenen ein Angstverhalten, das das ursprünglich unbelastete Verhältnis zu Spinnen in ein angstvolles verwandelt. Wir wollen aber nicht verkennen, dass es auch tatsächlich ungute Erlebnisse in der Begegnung mit Spinnen gibt, die ihre Wirkung hinterlassen, wenn einem beispielsweise eine Spinne über das Gesicht läuft und man deshalb aufwacht, oder wenn man in die Einkaufstasche langt und unversehens eine Spinne in der Hand hat.

Für eine Befreiung von Ihrer Spinnenphobie folgen Sie auch hier dem *allgemeinen Vorgehensschema bei Tierphobien* (S. 163). Erlauben Sie sich dabei die wildesten Fantasien und Vorstellungen, was eine leibhaftige Begegnung mit Spinnen nach sich ziehen könnte und was so schrecklich an ihnen ist. Vergessen Sie dabei Ihre innere Bildersammlung aus der Fantasiewelt der Filme nicht und suchen Sie bewusst nach angsterregenden Motiven. Nehmen Sie Ihre negative Befindlichkeit dann in die Klopfarbeit, zum Beispiel: *»Auch wenn ich diese Erstarrung in mir verspüre, wenn in mir wieder dieses Bild des riesigen Spinnenkörpers mit den behaarten Stelzenbeinen auftaucht, akzeptiere ich mich voll und ganz und gebe mir die Chance, dieses Bild als das zu erkennen, was es ist, und löse diese Erstarrung in mir auf«*, und (während Klopfsequenz)

»Diese Erstarrung in mir ... wenn in mir wieder dieses Bild des riesigen Spinnenkörpers mit den behaarten Stelzenbeinen auftaucht ... ich gebe mir die Chance, dieses Bild als das zu erkennen, was es ist ... und löse diese Erstarrung in mir auf ...«

Sind allgemeine Entspannung und Ruhe bei der Vorstellung an die Spinne eingetreten, ist es Zeit, der Spinne persönlich gegenüberzutreten: Suchen Sie also eine Spinne, schauen Sie aus einiger Entfernung auf sie, nähern Sie sich dann sukzessive und achten Sie auf spezifische Aspekte: Je näher Sie an die Spinne herankommen, desto mehr Einzelheiten können Sie erkennen: ihren Körperbau, die langen, dünnen Beine, die Behaarung, vielleicht sogar den Kiefer, die unvertraute Art und Weise der Fortbewegung etc. Sobald eine Reaktion bei Ihnen einsetzt, beseitigen Sie diese mit der Klopfarbeit und gehen erst dann weiter, zum Beispiel: *»Auch wenn mein Herz bis zum Hals schlägt, wenn ich diesen dicken, ekeligen Spinnenkörper sehe ...«* Ist die Spinne in einem Netz, stoßen Sie sie leicht mit einem Stöckchen an, sodass sie sich bewegt. Löst dies etwas in Ihnen aus? Gehen Sie verschiedene Spinnensituationen und Spinnenarten bzw. -größen durch, und lösen Sie entstehende Anspannung mit der Klopfakupressur auf.

Ziel einer Klopfanwendung ist es nicht, dass sie Spinnen anfassen sollen (warum auch?), es reicht für eine emotionale Befreiung völlig aus, wenn Sie gelassen und entspannt eine Spinne an der Wand betrachten können, in aller Ruhe ein Glasbehältnis holen, die Spinne damit einfangen und aus Ihrem Umfeld entfernen, oder dass Sie in der Natur oder im Garten unbeeindruckt an einem Spinnennetz vorbeigehen.

Ein »Neuling« in EFT schreibt: Meine Frau wurde immer wieder mit Ängsten vor Spinnen konfrontiert, zweifelte jedoch an meiner Idee, dass EFT hilfreich sein könnte, um diese Ängste zu reduzieren. Erst vor Kurzem entdeckte sie eine größere Spinne, als sie die Garage reinigte. Sofort kam sie zu mir gelaufen und flehte mich an, die Spinne zu entfernen. Ich fing also diese Spinne ein, gab sie in ein größeres Glasgefäß und verschloss das Glas mit einem Deckel. Meine Frau war sichtlich verängstigt, als ich ihr das Glas mit der sichtbaren Spinne zeigte, und dies umso mehr, wenn ich vorgab, den Deckel abzuschrauben. Ich schlug ihr vor, EFT zu versuchen, ihre Ängste zu reduzieren. Dieses Mal stimmte sie zu. Wir setzten uns in ein Zimmer, und ich fragte sie, was genau es sei, was sie ängstige. Wir klopften als »Aufwärmrunde« zunächst den allgemeinen Aspekt »Spinnenangst« (*»Auch wenn ich diese Angst vor Spinnen habe ...«*). Dann bearbeiteten wir die spezifischen Antworten auf meine Frage: *»Auch wenn ich diesen Schrecken in mir habe, wenn sie sich so schnell bewegen ...«* und *»Auch wenn ich ihre langen Beine nicht mag ...«* und *»Auch wenn ich diesen großen Schrecken habe, weil mein Vater mit einer Spinne hinter mir herjagt, als ich klein war ...«* [Anmerkung: Hier sollte in jedem Fall die Begebenheit auch noch sorgfältig mit der »Erlebnistechnik«, siehe S. 47 ff., bearbeitet werden], *»auch wenn ich vor allem bei großen Spinnen in die Luft springen muss ...«*

Ich platzierte das Spinnenglas vor ihr auf den Tisch und fragte nach ihrem Befinden, wenn sie auf die Spinne schaut. Sie wertete ihr Unwohlsein mit einer Drei ein (obgleich ich vermutete, dass es weniger war). [Anmerkung: Es wird nicht beschrieben, ob diese Belastung beklopft wurde, doch sollte dies in jedem Falle geschehen, bevor der nächste beschriebene Schritt folgt.] Ich fragte sie, ob es für sie in Ordnung sei, den Deckel zu entfernen, worauf sie meinte: »Ja, ich denke sogar, ich könnte sie berühren.« Sie nahm das Glas, öffnete es und schaute für einige Sekunden hinein. [Anmerkung: Auch hier würden wir noch nach Gefühlen der Unsicherheit fragen und erst dann den nächsten Schritt erlauben, wenn keinerlei Stress mehr vorhanden ist. Niemals sollte man sich antreiben oder eine Mutprobe machen!] Meine Frau bewegte ihre Finger vorsichtig in das Glas und berührte den Rücken der Spinne, schreckte jedoch ein wenig zurück, als die Spinne versuchte, bei dieser Berührung wegzulaufen. [Anmerkung: Auch hier wäre es gut nachzufragen, ob noch ein Schrecken geblieben ist.] Meine Frau trug dann die Spinne (im Glas) in den Garten, um sie freizulassen und berührte zuvor noch einmal deren Rücken. Seitdem erzählt sie aller Welt, wie das Klopfen sie von ihrer Spinnenangst befreit hat. (G.C.)

ANGST VOR DEM TOD

Das Thema Tod mit seinen psychischen Auswirkungen ist sehr vielschichtig und komplex und kann und soll an dieser Stelle nicht umfassend behandelt werden. Wir wollen jedoch einige wenige beispielhafte Anregungen zur Anwendung der Klopfakupressur geben, die in vielen Fällen Unterstützung und Hilfe sein können. Wo Leben ist, ist auch der Tod, die Auflösung des Bekannten in das Unbekannte. Der Tod ist ein steter Begleiter, der nicht von unserer Seite weicht und jederzeit auf uns zugreifen kann. Meist beachten wir diese Tatsache und latente »Bedrohung« nicht, denn das Leben verlangt unsere ganze Aufmerksamkeit. Doch wenn das Lebensende unausweichlich naht oder wenn durch Unfälle oder andere Ereignisse der Tod unversehens ins Bewusstsein drängt, kann es sein, dass die davon Betroffenen vom Thema Tod völlig beherrscht werden, es ihr Leben verdunkelt und lähmt. Klopfakupressur bringt auch hier wieder »Licht in die Dunkelheit«.

- ✗ Spätestens dann, wenn das Geburtsjahr in weite Ferne gerückt ist, wird jeder mit der *Tatsache des Alterns* konfrontiert, die uns ohne Erbarmen daran erinnert, dass das irdische Leben endlich ist. Der Freundes- und Bekanntenkreis lichtet sich zusehends, der Körper will auch nicht mehr so recht und zollt der Zeit seinen Tribut. Immer mehr äußere und innere Anzeichen deuten unmissverständlich darauf hin, dass die Lebenskerze doch schon um einiges abgebrannt und die verbleibende Lebensspanne überschaubarer geworden ist. Kein Wunder, dass sich seelische und körperliche Anzeichen von Angst einstellen können und den »Lebensabend« erschweren, der doch eigentlich noch voll ausgekostet werden könnte. Es ist gerade bei dieser

Verfassung wichtig, sich diesem Thema zu stellen und es offensiv anzugehen – auch mithilfe der Klopfakupressur.
Schauen Sie auf »den Tod« mit all seinen für Sie erschreckenden Facetten (dazu können auch Erzählungen und »Wahrheiten« anderer über den Tod gehören) und beklopfen Sie auftretende emotionale wie körperliche Erscheinungen von Unbehagen. Gehen Sie alle möglichen Aspekte und Gedanken an, die um Ihren eigenen Tod und um dessen Auswirkungen auf Ihr Umfeld kreisen. Klopfen Sie so lange, bis die »dunklen Wolken« gewichen sind und sich Gefühle der Erleichterung, Entspannung und Gelöstheit einstellen und in Ihren Fokus wieder mehr das Leben rückt, zum Beispiel: *»Auch wenn ich diese dunkle Schwere in meinem Herzen trage, die mich niederdrückt, wenn ich mir vorstelle, dass ich nicht mehr bin, akzeptiere ich mich voll und ganz und gebe mir die Chance, diese Schwere und Dunkelheit in meinem Herzen aufzulösen und mich für das Leben zu entscheiden, das ich noch habe«*, und (während Klopfsequenz) *»Diese dunkle Schwere in meinem Herzen ... die mich niederdrückt ... wenn ich mir vorstelle, dass ich nicht mehr bin ... ich akzeptiere mich voll und ganz ... ich gebe mir die Chance, ich löse diese Schwere und Dunkelheit in meinem Herzen auf ... und entscheide mich für das Leben, das ich noch habe ...«*

✗ *Im Sterbeprozess* selbst ist es hilfreich, für den Sterbenden diesen Prozess auf emotionaler und körperlicher Ebene durch Klopfakupressur zu begleiten, damit sein »Übergang in eine andere Welt« möglichst sanft und würdevoll gelingen kann.

Hinweis: Gar nicht so selten ist es, dass die Sterbenden selbst weniger Probleme mit diesem Abschied haben als die Angehörigen, was jedoch zu einer emotionalen Belastung beim Sterbenden führt. Damit der Sterbeprozess in einer entspannteren Atmosphäre stattfindet, sollten die Angehörigen auch ihre eigenen emotionalen Belastungen mit der Klopfakupressur angehen und lindern bzw. auflösen. Damit ist jedem gedient.

Eine Klopfanwenderin berichtet: Ich hatte seit meiner Kindheit schreckliche Angst vor dem Tod und vor Begräbnissen. Diese stand offensichtlich in enger Verbindung mit einer tief sitzenden Angst vor der Kirche. Wenn ich nur irgendeine Art Kirchenmusik oder vom Tod einer mir bekannten Person gehört oder daran gedacht habe, an einer Beisetzung teilzunehmen, verfiel ich sofort in Panik und weinte ... Zwar kannte ich EFT, doch hatte ich es noch nicht praktisch angewendet, als mein Vater ernsthaft erkrankte und im Krankenhaus den Tod erwartete. Ich musste dringend etwas für mich tun und erinnerte mich an EFT. Noch am Abend praktizierte ich die »Filmtechnik« [ähnlich der »Erlebnistechnik« von S. 47 ff.] und stellte mir verschiedene Szenen vor: meinen sterbenden Vater, den Gottesdienst, das Begräbnis, die Blumen am Grab, die Musik, wie ich die Hand meiner Mutter halte etc. Ich musste an zahlreichen Punkten heftig weinen, hielt aber meinen Fokus jeweils bei dem belastenden Bild und klopfte so lange, bis ich wieder ruhig wurde. Ich hörte mit meiner Sitzung erst auf, bis ich den ganzen »Film« ohne Belastung vor meinem inneren Auge ablaufen lassen konnte.

Am nächsten Tag – ich fühlte mich besser – starb mein Vater. Ich ging zu ihm, sah seinen Körper, rief die Familienangehörigen an – und all das ohne zu weinen. Am Abend ging ich nochmals die ganze Prozedur durch, hielt den »Film« immer wieder an, wenn ich schluchzen musste, und klopfte. Ich fühlte mich schon viel leichter als die Nacht zuvor. Und plötzlich verspürte ich eine innere Ruhe, ich wusste, ich hatte es geschafft, ging zu Bett und hatte einen guten Schlaf.

Die Aussegnung und das Begräbnis fand zwei Tage später statt. Ich war über mich selbst erstaunt, denn ich handhabte alles mit Leichtigkeit und Ruhe und zeigte lediglich bei der ergreifenden Lobrede einige Tränen, ohne jedoch zusammenzubrechen oder nur annähernd dieses bekannte Gefühl von Panik zu verspüren. Mein Mann konnte nicht glauben, dass es seine Frau war, die das Begräbnis ihres Vaters erlebte ...

Ich bin nun frei von einer Angst, die mich seit meiner Kindheit verfolgte. Und ich kann noch immer nicht glauben, dass ich darüber hinweg bin – über eine Angst, die für mich schrecklich gewesen ist. Ich nahm für Jahre hinweg Medikamente gegen meine Angst und trotzdem konnte ich noch nicht einmal an den Tod einer anderen Person denken, ohne in Schrecken zu verfallen. Doch in dieser Woche ging ich ohne Panik durch mein furchtbarstes Erlebnis – den Tod meines Vaters. (G.C.)

✗ Auch wenn wir alltäglich in den Nachrichten mit Schreckensmeldungen konfrontiert werden, bleibt der Tod doch meist weit weg von unserer Türe, es betrifft »nur die anderen«. *Unerwartete persönliche Erlebnisse* »der anderen Art«, wo dem Tod in die Augen gesehen wird, reißen die davon Betroffenen aus ihrer Lebensroutine und Alltagstrance und führen ihnen schonungslos vor Augen, dass das eigene Leben jeden Moment zu Ende sein kann. Plötzlich funktioniert das gewohnte Lebensprozedere nicht mehr. Allgemeine Ängste (siehe S. 60), Krankheitsphobien (siehe S. 116), Gefühle der Lähmung, Unsicherheit, depressive Gefühlszustände, körperliche Stresserscheinungen etc. treten zutage und machen das Leben – wenn keine effektive Lösung erreicht wird – unerträglich schwer und freudlos. Klopfakupressur ist in diesem Fall besonders gut geeignet und die erste Wahl, indem ganz spezifisch mit der »Erlebnistechnik« (siehe S. 47 ff.) in sanfter und effektiver Weise die traumatisierenden Geschehnisse sowie ihre belastenden Ausläufer bearbeitet und beseitigt werden, sodass das Leben zurückkehren kann. Darüber hinaus sollte auch der positive Aspekt dieser »Begegnung mit dem Tod« angesprochen und beleuchtet werden, denn hier ergibt sich die Chance, mehr Bewusstheit über das Leben, über sich selbst und seine Lebensweise zu erlangen.

Hinweis: Bei stark belastenden Ereignissen ist in jedem Falle erfahrene Klopfunterstützung angeraten!

Herr T., Anfang vierzig, bekam den Gedanken an seinen Tod einfach nicht mehr los. Überall sah er Gefahren für sich, traute sich wenig zu und litt an Depression, die sich als Lebensunlust, Unsicherheit und einer Art »Lähmungsgefühl und innerer Starre« manifestierte. Dies hatte sich »so langsam bei mir eingeschlichen«. Trotz Medikamente blieb der ungute Zustand erhalten. Auf die Frage, wann diese Symptomatik erstmals aufgetreten sei, nannte er den ungefähren Zeitraum von drei bis vier Jahren. Er sollte nun nachforschen, ob sich zu diesem Zeitpunkt irgendetwas Besonderes ereignet hatte. Nach längerem Überlegen stieß er auf einen »kleinen Unfall mit dem Auto« und fügte schnell hinzu: »Aber da ist ja nichts passiert, nur ein kleiner Schreck.« Zumindest war es wert, diese Aussage einer Überprüfung zu unterziehen. Herr T. sollte sich also die ganze Situation noch einmal vergegenwärtigen und intensiveren Kontakt damit aufnehmen.
Wir gingen Schritt für Schritt die einzelnen Bilder durch. Zu seiner Überraschung erwies sich dieses Vorgehen als eine für ihn äußerst emotional bewegte Angelegenheit. Er wurde mit noch immer vorhandenen starken Ängsten und Körperreaktionen konfrontiert, wie etwa Schreckgefühlen, Todesangst, Beklemmungen im Brustkorb, Ausweglosigkeit, Hilflosigkeit, diesem mittlerweile wohlbekannten Gefühl der inneren Lähmung (wie er erkannte, als Zeichen des Schocks, unter dem er anscheinend noch immer stand). All diese und weitere Aspekte wurden jeweils mit der Klopfakupressur bearbeitet und von Belastung befreit.
Am Ende konnte Herr T. diese Begebenheit nochmals betrachten, ohne dass eine Störung auftrat. Es fühlte sich für ihn an, als ob »eine Zentnerlast und auch diese Todeslähmung« von ihm gewichen war, die er zwar in jener Situation erfahren, aber irgendwie nie bewusst wahrgenommen hatte. Und doch war dies mit all den negativen Auswirkungen auf sein folgendes Leben abgespeichert worden. Wie er später mitteilte und sich nochmals bedankte, habe er »ein zweites, neues Leben erhalten«.

ANGST VOR TUNNELS

Allein schon die Vorstellung, durch einen Tunnel zu fahren, löst bei gar nicht so wenigen Menschen leichtes Unbehagen und innere Unruhe bis hin zu größeren Angstzuständen aus. Hierbei haben wir es unter anderem mit Katastrophengedanken zu tun, lebendig begraben zu werden, zu ersticken, steckenzubleiben und nicht mehr herauszukommen, und im Besonderen mit der Platzangstproblematik. Im akuten Extremfall können sich diese Beklemmungen und Angstgefühle bis zu heftigen Panikattacken aufschaukeln.

a) Sind Sie von diesem Angstgeschehen geplagt, hat es sich bewährt, auf die Störung die Klopfakupressur »im Trockenen« (siehe die S. 59 und 90) anzuwenden (vgl. auch »Angst vor Brücken, S. 84). Das heißt: Sie lassen eine Art *inneren »Tunnelfilm«* durchlaufen, bei dem verschiedenste Aspekte betrachtet werden: die Anfahrt zum Tunnel, die Sicht auf den Tunnel, wo sich ein schwarzes, enges Loch auftut, die unvermeidliche Annäherung an den Tunnel, bei der sich das »Maul« des Tunnels immer weiter aufreißt, um Sie zu verschlingen, das Eintauchen in das Innere, wo Sie ganz vom Tunnel umgeben sind und Dunkelheit herrscht, das sehnsüchtige Warten auf das Ende des Tunnels, das einfach nicht kommen will, und schließlich die ersten kleinen Lichtschimmer und das Herausfahren aus dem Tunnel.
Werfen Sie bei diesem Vorgang einen besonders kritischen Blick auf die Situation, im Tunnel zu sein. Gehen Sie von einem Erfahrungselement zum nächsten. Sobald eine Belastung eintritt, beklopfen Sie diese, zum Beispiel: *»Auch wenn ich diese feuchten Hände bekomme, wenn ich mir vorstelle, wie ich mich diesem schwarzen Loch nähere und es sich immer mehr vor mir auftut, akzeptiere ich mich voll und ganz und erlaube mir, diesen Stress in meinen Händen loszulassen, denn ich weiß, die Autos, die hineinfahren, kommen am Ende auch wieder heraus ...«* Indem Sie diese

Vorstellungen Bild für Bild durchlaufen, entdecken Sie Ihre ganz spezifischen belastenden Themen, die Sie eines nach dem anderen durch Klopfen bearbeiten, bis alle Aspekte frei von Störung sind.
Waren Sie erfolgreich, schließen Sie zu guter Letzt Ihre Augen. Lassen Sie nochmals den ganzen »Tunnelfilm« in allen Einzelheiten vorbeiziehen, und erlauben Sie sich den vielleicht schon ganz vergessenen Genuss einer entspannten mentalen Tunneldurchquerung.

Herr K. suchte mich (Doris Benesch) in der Praxis auf, weil er unter panischer Angst vor Tunnels litt. Er hatte vor etwa zwei Jahren erste Anzeichen von Unwohlsein während Tunnelfahrten nicht ernst genommen; doch steigerte sich diese Symptomatik zusehends und hatte nun eine Eigendynamik entwickelt, die es ihm nur unter größter Willenskraft und unter heftigen physischen Erscheinungen ermöglichte, in einen Tunnel zu fahren. So vermied er verständlicherweise Fahrten oder Wegstrecken, die ihn in längere Tunnel führten bzw. nahm deshalb Umwege in Kauf. Die Vorstellung, in einem Tunnel zu fahren, rief in ihm erschwerte Atmung und Zittern hervor (Einwertung mit Fünf).
Wir klopften: *»Auch wenn ich jetzt diesen schweren Atem und dieses Zittern in meinem Körper habe, wenn ich an das Fahren im Tunnel denke, akzeptiere ich mich voll und ganz und gebe mir die Chance, diese Schwere und dieses Zittern jetzt aufzulösen«*, und (während Klopfsequenz) *»Diese Schwere beim Atmen ... dieses Zittern in meinem Körper ... wenn ich an das Fahren im Tunnel denke ... ich gebe mir die Chance, diese Schwere und dieses Zittern aufzulösen ... «* Nach ein paar Klopfrunden atmete Herr K. erleichtert durch und berichtete, dass es ihm jetzt schon um einiges wohler sei. Die erneute Vorstellung, »in diesem schwarzen Loch zu sein«, beunruhigte ihn momentan nicht mehr. Diese erste »innere Begegnung mit dem Tunnel« war bewusst noch allgemeinerer Natur und enthielt noch nicht spezi-

fische Details, um die mögliche Belastung geringer zu halten und Herrn K. mit einer positiven Erfahrung an das Klopfen heranzuführen.

In der Folge durchliefen wir den »Film Tunnelstress« Bild für Bild. Tauchte Unwohlsein auf, hielten wir den Fokus während des Klopfens so lange auf die stressverursachenden Details des jeweiligen Bildes, bis die Belastung gewichen war. Es zeigten sich auf diese Weise zwei bedeutende Aspekte: die Annäherung an dieses »schwarze Loch, das immer größer wird« und erneut erschwerte Atmung und Zittern erzeugte, sowie die Angst, nicht mehr herauszukommen, »verschluckt« zu werden: *»Auch wenn ich wieder diesen schweren Atem und dieses Zittern in mir habe, wenn ich mir vorstelle, dass dieses schwarze Loch immer näher auf mich zukommt und mich bald verschlingen wird und ich nicht mehr herauskomme, akzeptiere ich mich voll und ganz und gebe mir die Chance, diese Schwere und dieses Zittern jetzt aufzulösen«*, und (während Klopfsequenz) *»Diese Schwere beim Atmen … dieses Zittern in mir … wenn ich mir vorstelle, dieses schwarze Loch kommt immer näher … es verschluckt mich … und ich komme nicht mehr heraus … ich gebe mir die Chance, diese Schwere und dieses Zittern aufzulösen …«*

Nach zwei Klopfrunden fügte ich bewusst hinzu: *»… und ich frage mich, ob ich immer wieder herausgekommen bin, wo auch immer ich war.«* Herr K. zögerte, atmete tief und meinte: »Ja, das stimmt, ich bin ja immer wieder herausgekommen.« Daran hatte er nie gedacht, denn sein Fokus war stets darauf gerichtet, drinzubleiben. Auf die Frage, wie er sich fühle bei der Vorstellung, sich wieder dem »schwarzen Loch« zu nähern, das ihn gleich verschlingt, konnte er mit Erstaunen berichten, dass sowohl die Schwere in ihm als auch das Zittern gewichen waren.

Wir ließen den Film dann weiterlaufen und kamen zu einem Aspekt, bei dem erneut Belastung (»ängstliche schwitzige Unruhe«; Einwertung mit Acht) eintrat: die Enge im Tunnel, in der er sich eingesperrt fühlte. *»Auch wenn ich diese große ängstliche schwitzige Unruhe in mir habe, wenn ich mir diese Enge im Tunnel vorstelle, die*

mich eingesperrt fühlen lässt, akzeptiere ich mich voll und ganz und gebe mir die Chance, diese Angst und schwitzige Unruhe jetzt aufzulösen ...« Herr K. wurde mit jeder Klopfrunde ruhiger, bis er signalisierte, dass in ihm nun ein Gefühl von Hilflosigkeit und Ohnmacht entstanden sei, das er mit einer Sieben einwertete. Wir klopften: *»Auch wenn ich jetzt dieses Gefühl der ohnmächtigen Hilflosigkeit in mir verspüre, woher die auch immer kommen mag, akzeptiere ich mich voll und ganz und gebe mir die Chance, diese ohnmächtige Hilflosigkeit jetzt aufzulösen ...«* Auch hier brachten einige Klopfrunden eine spürbare Erleichterung und Befreiung.
Bis zur nächsten Sitzung war Herr K. während einer Fahrt wieder mit einem Tunnel konfrontiert worden, den er – wie er mitteilte – schon viel entspannter gemeistert hatte. Akute Symptome wie leichtere Unruhe und Ansätze von Angst vor der Enge konnte er mit Klopfen vor Ort entspannen. In dieser zweiten Sitzung verfestigten wir die Ergebnisse, indem er sich in seiner Vorstellung mit Erinnerungen an vergangene Tunnelfahrten und mit zukünftigen Tunneldurchquerungen konfrontierte und dabei auftretende Belastungen auflöste.
Herr K. meldete sich einige Wochen später mit der freudigen Mitteilung, dass »diese schwarzen Löcher« ihn nun gänzlich unbeeindruckt ließen.

b) Um die emotionale Befreiung aus a) noch tiefer in Ihrem System zu verankern und zu verfestigen bzw. um bei mangelndem Klopferfolg doch noch positive Klopfergebnisse zu erreichen, sollten Sie in sich nach *zurückliegenden, stressvollen Tunnelerlebnissen* forschen und diese einer Überprüfung auf »Störfelder« unterziehen. Sind Sie fündig geworden, bearbeiten Sie die Begebenheiten mit der »Erlebnistechnik« (siehe S. 47ff.).

c) Auch wenn Sie durch die »Trockenübungen« bei den Gedanken an Tunnels angstfrei bleiben, kann es zuweilen geschehen – weil Sie nicht alle Aspekte des Tunnelproblems in Ihrer Vorstellung angegangen sind, wie etwa einen Stau im Tunnel –, dass sich während der tatsächlichen Anfahrt an bzw. der Durchfahrt durch den Tunnel oder anderen Tunnelsituationen noch *akute Reste* an Angstreaktionen bzw. Unwohlsein zeigen. Denken Sie dann daran, diese akuten Erscheinungen unmittelbar mit der Klopfakupressur anzugehen, zum Beispiel: »*Auch wenn ich noch etwas von dieser Beklemmung in meiner Brust spüre, weil ich jetzt in diesem Tunnel festhänge und es nicht weitergeht, akzeptiere ich mich voll und ganz und gebe mir die Chance, dieser Herausforderung mit Gelassenheit zu begegnen und Weite in mich eindringen zu lassen ...*«

Versagensangst *siehe Prüfungsangst, S. 139.*

Angst vor Wespen *siehe Angst vor Bienen (Wespen), S. 79.*

ANGST VOR DEM ZAHNARZT

Auch wenn sich die technischen Errungenschaften in den meisten Zahnarztpraxen derart entwickelt haben, dass die physischen Belastungen erheblich reduziert werden konnten, bleiben emotionale Stresszustände unterschiedlichster Ausprägung von leichter Anspannung bis zu manifesten Ängsten bei sehr vielen Patienten unvermindert erhalten und führen sogar dazu, dass Zahnarztbesuche gänzlich vermieden werden – zum Schaden der Zähne, die dann nur noch unter vermehrtem (Schmerz)Aufwand zu sanieren sind. Gesellt sich deshalb zu diesem »Zahnarztproblem« noch Angst vor Spritzen (siehe S. 155), kann die notwendige Zahnbehandlung noch dazu eine wahre seelische Tortur sein.
Leiden Sie an »Zahnarztängsten« oder unter Anspannungen beim Zahnarztbesuch, kann Ihnen die Klopfakupressur über diese Hürde helfen, sodass Sie in der Lage sind, sich gelassener

und entspannter Ihrem »Schicksal« hinzugeben. Eine kleine EFT-Studie, die wir für Sie übersetzt und auf unsere Website (*www.eft-benesch.de/studien.php*) gestellt haben, weist eindrückliche Ergebnisse über die Wirksamkeit der Klopfakupressur bei diesem Angstproblem auf.
Wie auch bei anderen Themen machen wir Sie mit drei Ausgangssituationen bekannt, die Sie entsprechend mit dem Klopfen bearbeiten können:

a) »Trockenübung«: Um sich emotional auf einen Zahnarztbesuch vorzubereiten und das »Feindbild Zahnarzt« in angenehmeren Farben erleben zu können, greifen Sie zu Ihrer Fähigkeit, sich lediglich in Ihrer Vorstellung auf das Thema Zahnarzt einzulassen:

- ✗ Was empfinden Sie, wenn Sie ganz allgemein an »Zahnarzt« denken? Machen Sie Ihr Unwohlsein zum Klopfthema, zum Beispiel: *»Auch wenn ich mich wie erstarrt fühle, wenn ich an Zahnarzt denke (mir meinen Zahnarzt vorstelle), akzeptiere ich mich voll und ganz und gebe mir die Chance, diese Erstarrung in mir aufzulösen«*, und (während Klopfsequenz) *»Diese Erstarrung in mir … wenn ich an Zahnarzt denke (mir meinen Zahnarzt vorstelle) … ich gebe mir die Chance, ich löse diese Zahnarzt-Erstarrung in mir auf …«*
- ✗ Welche »unheilvollen« spezifischen Bilder und Gedanken treten in Erscheinung, wenn Sie an Zahnarzt oder Zahnarztbesuch denken? Beklopfen Sie Ihren Stress, wenn Sie Ihren Fokus ganz auf diese Themen ausrichten: der Geruch im Wartezimmer, der Anblick der Bohrgeräte und des Zahnbestecks im Behandlungszimmer, die Geräusche beim Bohren, die Schmerzerwartung, das Hämmern im Kopf beim Bohren etc., zum Beispiel: *»Auch wenn ich mich ganz fiebrig fühle, wenn ich mir vorstelle, der Arzt greift zum Bohrer, akzeptiere ich mich voll und ganz und gebe mir die Chance, dieses fiebrige Gefühl in mir aufzulösen, und mache mir bewusst, dass ich derlei Situationen im-*

mer wieder geschafft habe, also keine Gefahr für mein Leib und Leben besteht«, und (während Klopfsequenz) *»Dieses fiebrige Gefühl in mir ... wenn ich mir vorstelle, der Arzt greift zum Bohrer ... ich gebe mir die Chance, ich löse dieses fiebrige Gefühl in mir auf ... ich mache mir bewusst, dass ich derlei Situationen immer wieder geschafft habe ...«*

Gehen Sie auf diese Weise alle möglichen Zahnarztaspekte mit dem Klopfen durch, bis Sie – trotz intensivstem Einstimmen auf die Zahnarztsituation – bei diesen Vorstellungen frei von Missempfinden sind, sich möglicherweise sogar Ansätze von angenehmer Gelassenheit für Sie auftun. Es ist dann durchaus wahrscheinlich, dass Sie entspannter dem Zahnarztbesuch entgegensehen und die Behandlung in einem angstfreieren Zustand hinter sich bringen können.

b) Sollte trotz dieser Klopfprophylaxe aus a) im realen Geschehen erneut Anspannung bzw. Angstgeschehen auftreten, klopfen Sie Ihre *akute Befindlichkeit* unmittelbar, auch indem Sie auf die Klopfvarianten von Seite 44 zurückgreifen, zum Beispiel: *»Auch wenn ich immer noch diese angstvolle Anspannung in meinem ganzen Körper habe, weil ich jetzt in diesem ›Hinrichtungsstuhl‹ sitze und vielleicht nichts Gutes auf mich zukommt, akzeptiere ich mich voll und ganz und gebe mir die Chance, diese angstvolle Anspannung jetzt aufzulösen, denn alles ist ja zu meinem Besten und ich bin in Sicherheit«*, und (während Klopfsequenz) *»Diese angstvolle Anspannung in meinem ganzen Körper ... weil ich jetzt hier sitze und vielleicht nichts Gutes auf mich zukommt ... ich gebe mir die Chance, ich löse diese angstvolle Anspannung auf ... alles ist ja zu meinem Besten und ich bin in Sicherheit ...«*

Denken Sie daran, während der Behandlung auch dann Ihre Fingerpunkte (mental) zu beklopfen (siehe S. 45), wenn Sie mit der Situation einigermaßen zurechtkommen, um diesen guten Zustand stabil zu halten. Und in jedem Fall – soweit dies möglich ist – tief durchatmen!

c) Bleiben Anspannung und Ängste trotz mehrmaligem Beklopfen unter a) und b) unverrückbar bestehen oder treten sie erneut unvermindert in Erscheinung, obgleich nach dem Klopfen Erleichterung bzw. Angstfreiheit gegeben war, lohnt es sich, einen Blick in Ihre Vergangenheit zu werfen. Fragen Sie sich, ob sich irgendwelche unguten (Zahn)Ärzteerlebnisse (vor allem auch in Ihrer Kindheit) ereignet haben, die möglicherweise zu Ihrem gegenwärtigen Problem beitragen. Wenden Sie auf Ihre »Zahnarztgeschichten« die »Erlebnistechnik« von Seite 47ff. an.

Eine Klopfanwenderin berichtet: Ich habe gerade meinen zweiten Zahnarztbesuch innerhalb von zwei Wochen hinter mir ... Ich möchte Ihnen schildern, wie mich die Anwendung von EFT von meiner lähmenden Angst vor dem Zahnarzt befreit hat.
Vor drei Wochen bemerkte ich ein Loch in einem meiner Backenzähne und begegnete sofort meiner gewohnten panischen Angst, zum Zahnarzt gehen zu müssen. Seit acht Jahren konnte ich es vermeiden, aber jetzt blickte ich nicht gerade mit Freude auf diesen unumgänglichen Gang. ... Ich erinnerte mich an EFT, und es gab in der Tat eine Menge von bedrohlichen Gedanken, die in meinem Kopf herumschwirrten: dieses hohe Geräusch des Bohrers ... das Abschleifen ... das Wackeln beim Herausreißen ... die Gerüche ... die Injektionen ... das Absenken des Stuhls in die Schräge ... das Übelkeitsgefühl in meinem Magen, als ob ich mich gleich übergeben müsste. Schon seit Jahren hatte ich versucht, die Hintergründe für diese Ängste herauszufinden. In meiner Erinnerung tauchte das Kleinkind auf, das ihre Mutter vom Zahnarzt zurückkehren sieht, nachdem ihr ALLE Zähne entfernt worden waren, und den Schock der Mutter gefühlt hatte. Diese Begebenheit hatte ich beklopft, doch fühlte ich, dass dies nicht der alleinige Grund für meine Ängste sein konnte.
Da ich dem Zahnarzt nicht mehr entgehen konnte, beschloss ich, diesem »Dämon« endgültig den Garaus zu machen. In meinem Gedächtnis erschien ein lebhaftes Bild meines ersten Besuchs bei

einem Zahnarzt, als ich fünf Jahre alt und ich so in Panik war, dass ich richtiggehend krank wurde. Indem ich jetzt als Erwachsene auf diese Szene blickte, war ich doch erstaunt über meine extreme Reaktion und beklopfte alle möglichen, auch unscheinbarsten Aspekte, die bei dieser Erinnerung auftraten. In der Folge war ich imstande, zum Hörer zu greifen und einen Zahnarzttermin zu vereinbaren. Da dieser Termin erst eine Woche später stattfand, hatte ich noch genügend Zeit, um nach weiteren Themen zu suchen. Ich verwendete die »Filmtechnik« [ähnlich der »Erlebnistechnik« von S. 47 ff.] und beklopfte jeden einzelnen Schritt und Gedanken: Terminvereinbarung ... das Besteigen des Autos ... das Betreten der Praxis ... Gefühle von Scham, die Geheimnisse meiner Zähne und meines Mundes preisgeben zu müssen ... der Ärger gegenüber dem Zahnarzt ... der Ärger, dass ich es habe so weit kommen lassen, die Situation aus meinen Händen zu geben ... ich begegnete auch starken körperlichen Reaktionen und klopfte alles bis auf eine Einwertung mit Null.
Da mein Mann ebenfalls zur gleichen Zeit einen Termin vereinbart hatte, konnte ich auf dem Weg zum Zahnarzt im Auto weiterhin klopfen. Und hier geschah es auch, dass ich DIE Erinnerung bekam: Als kleines Kind – nicht lange nach dem Erlebnis, bei dem meiner Mutter alle Zähne gezogen worden waren – begleitete ich meine Mutter zum Zahnarzt und musste im Wartezimmer bleiben. Ich erinnerte mich an den schrecklichen Geruch und an die qualvollen Schreie meiner Mutter. Ich – die Kleine – wollte diesen Ort am liebsten so schnell wie möglich verlassen. Meine Mutter kam aus dem Behandlungsraum mit einem blutigen Taschentuch an ihrem Mund. Es war eine flüchtige, aber doch sehr starke Erinnerung. Ich wusste, dies war der Schlüssel zu meinen Ängsten. Diese zwei Erlebnisse waren miteinander verknüpft und ich konnte jetzt die emotionalen Belastungen, die diese zwei Episoden noch ausübten, auflösen. Im Behandlungsstuhl, während der Behandlung (mental) und danach beklopfte ich fortwährend aufkeimende Aspekte ohne Setupsätze.

Das Ergebnis dieses Arztbesuchs war, dass ich lediglich zwei kleinere Füllungen, eine Zahnsteinbehandlung und Zahnreinigung benötigte. Hierfür wurden weitere Termine vereinbart. Bei diesen Behandlungen konnte ich keinerlei Spuren einer emotionalen Reaktion wahrnehmen. Es fühlte sich wie Routine an, als ob ich zum Supermarkt gehen würde. Ich versuchte, Angst zu erzeugen, es gelang mir nicht mehr. Diese weiteren Besuche waren schnell, leicht und schmerzfrei. ... Und ich kann über meine Erfahrungen jetzt emotionsfrei sprechen ... und es fühlt sich gut an. (G.C.)

Vor allem bei Kindern kann es oftmals ganz einfach gehen, wie der folgende Fall zeigt, bei der die Mutter das »Surrogatklopfen« (siehe S. 46) für ihre Tochter anwendete (ein weiterer Fall von Angst vor dem Zahnarzt siehe S. 196):

Die Tochter, elf Jahre alt, fühlt sich zu »cool«, um selbst zu klopfen oder die Mutter an sich klopfen zu lassen. Sie war jedoch aufgeregt, weil eine Zahnbehandlung bevorstand. Beim Zahnarzt saß die Mutter in einer Ecke des Raumes, während ihre Tochter behandelt wurde. Die Mutter klopfte unauffällig für ihre Tochter an sich selbst, so als ob sie die Tochter sei. Leise sagte sie dabei zu sich: *»Auch wenn es schwerfällt, mich zu entspannen ... weiß ich, dass ich entspannt und ruhig bleiben kann«* und *»Auch wenn ich Angst davor habe, dass es wehtut ...«* und *»Auch wenn ich nicht sicher bin, was noch auf mich zukommt ...«* und *»Auch wenn ich dieses Geräusch des Bohrers hasse«* und *»Auch wenn ich diese Vibration an meinen Zähnen hasse ...«* und *»Auch wenn ich es hasse, dass sie mir all dieses Zeug in meinen Mund stopfen ...«* und *»Auch wenn es sich anfühlt, als ob es ewig dauern wird ...«* Die ganze Zeit über war das Mädchen ruhig – die beste Behandlung, an die sich die Mutter erinnern konnte. Die Tochter äußerte sogar später, wie einfach die Behandlung gewesen war. (Aus dem Buch von Horst Benesch, *Gesunde Kinder mit EFT*, siehe S. 214.)

Selbst wenn alle Klopfversuche ohne das gewünschte Ergebnis bleiben sollten, geben Sie nicht auf. Lesen Sie bitte die Hinweise auf den Seiten 39ff. oder wenden Sie sich an einen erfahrenen Klopfanwender, der Ihnen bei diesem Angstthema weiterhelfen kann. Es ist anzunehmen, dass sich hinter Ihrem Problem ein komplexerer Zusammenhang versteckt, der mehr Wissen und Klopfkönnen voraussetzt.

ANGST BEI KINDERN

Wie im Buch *Gesunde Kinder mit EFT* (Horst Benesch) dargestellt, lässt sich die Klopfakupressur bei Kindern leicht und altersspezifisch sehr erfolgreich einsetzen. Dies betrifft vor allem auch kindliche Ängste jedweder Art in den unterschiedlichsten Altersstufen. Um eine kindgerechte Anwendung der Klopfakupressur zu gewährleisten, ist es nötig, Fantasie und Kreativität in der Anwendung des Klopfens walten zu lassen. Wir geben Ihnen in diesem Kapitel einige grundlegende Hinweise, die Sie bei Interesse durch die Lektüre des oben genannten Buches oder in Seminaren, die das Klopfen bei Kindern zum Inhalt haben, vertiefen und erweitern können.

a) Bei sehr kleinen Kindern beklopfen Sie die Ängste oder den Schrecken auf dreierlei Weise:

- ✗ *Direkt am Kind den akuten Stress angehen*, indem Sie jedoch nicht den Setupsatz, die Gamutfolge und die gewohnte Klopfsequenz durchführen (dies wollen viele Kinder nicht, da das Beklopfen im Gesicht als verwirrend wahrgenommen wird), sondern lediglich Punkte beidseitig entlang der Wirbelsäule durch sanftes Beklopfen oder Massieren stimulieren (***stets von oben nach unten*** und *nicht auf* der Wirbelsäule) und mit beruhigenden Worten begleiten. Verwenden Sie dabei Daumen und Zeigefinger, die jeweils an einer Seite der Wirbelsäule entlanglaufen.

Zum Beispiel: *»Dieser Schrecken in dir ... und du kannst dich gar nicht mehr beruhigen ... dieser Schrecken in dir ... und du kannst dich gar nicht mehr beruhigen ... du bist meine beste Julia und alles ist wieder gut ... dieser Schrecken in dir ... und du kannst dich gar nicht mehr beruhigen ...«*

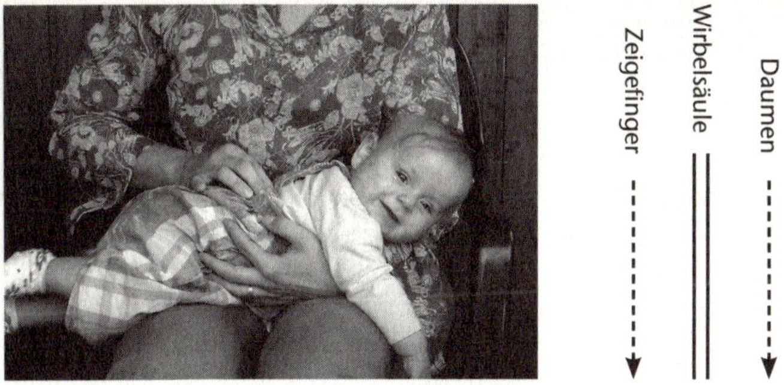

- *Indirekt den akuten kindlichen Stress angehen*, indem Sie das sogenannte Surrogatklopfen (Stellvertreterklopfen, siehe S. 46) zum Einsatz bringen. In diesem Fall klopfen Sie an sich selbst das Problem Ihres Kindes. Hier verwenden Sie die gewohnte Klopfroutine mit Setupsatz und Klopfsequenz, zum Beispiel: *»Auch wenn du diesen Schrecken in dir hast und dich gar nicht mehr beruhigen kannst, du bist meine tolle Julia, aber jetzt ist wieder alles gut, du bist in Sicherheit und Mama ist ja da«*, und (während Klopfsequenz) *»Dieser Schrecken in dir ... und du kannst dich gar nicht mehr beruhigen ... du bist meine tolle Julia und alles ist wieder gut ... du bist in Sicherheit, Mama ist da ...«* Achten Sie bei dieser Klopfvariante darauf, dass Sie selbst möglichst frei von Stress sind, da Ihr Kind Ihre Stress-Schwingungen aufnimmt und sich deshalb trotz Klopfen nicht beruhigen lässt. Führen Sie also für sich auch einige Klopfrunden durch. Ein Fallbeispiel finden Sie auf Seite 106.
- *Indirekt bei nicht akutem Geschehen:* Zeigt Ihr Kind immer wieder Angstsymptomatik bzw. allgemeine Ängstlichkeit, führen Sie das Surrogatklopfen durch, zum Beispiel wenn es gerade schläft. Stimmen Sie sich auf das Problem des Kindes ein, soweit Ihnen dies bekannt ist, und machen Sie dieses zum Klopfthema. Nehmen Sie sich selbst möglichst aus diesem Geschehen heraus und dringen Sie immer tiefer in das »kindliche Feld« ein. Je mehr es Ihnen gelingt, desto mehr Informationen – auch teils sehr überraschende und unerwartete – erhalten

Sie aus diesem »Feld«, die Sie nicht interpretieren und als neue Klopfthemen aufgreifen sollten.
Sie sitzen also am Bett Ihres Kindes, nehmen Kontakt zum Kind auf und klopfen an sich, indem Sie die entsprechenden Sätze denken oder leise flüstern, zum Beispiel: *»Auch wenn du immer so ängstlich bist und dich gar nicht mehr beruhigen kannst, vor allem wenn es ans Schlafen geht, du bist meine tolle Julia, du bist in Sicherheit und Mama ist immer für dich da«*, und (während Klopfsequenz) *»Diese Ängstlichkeit in dir ... und du kannst dich gar nicht mehr beruhigen, wenn es ans Schlafen geht ... du bist meine tolle Julia und alles ist wieder gut ... du bist in Sicherheit ...«*
Nehmen wir an, Sie haben dieses Thema eine Weile beklopft, als plötzlich die »innere Eingebung« von dunklen und bedrohlichen Schatten in Ihnen auftaucht und sich sogar ein kalter Griff an Ihrem Brustkorb bemerkbar macht. Genau dieses ist das nächste Thema des Klopfens, zum Beispiel: *»Auch wenn in dir diese dunklen und bedrohlichen Schatten sind, woher sie auch immer herkommen, und du vielleicht deshalb diesen Schrecken in dir hast, der vor allem dann auftaucht, wenn es ans Schlafen geht, du bist meine tolle Julia, du bist in Sicherheit, Mama ist immer für dich da und wir vertreiben diese dunklen Schatten ins Licht«*, und (während Klopfsequenz) *»Diese dunklen und bedrohlichen Schatten in dir ... diese Angst, wenn es ans Schlafen geht ... du bist meine tolle Julia und alles ist wieder gut ... du bist in Sicherheit ... Mama ist immer für dich da und wir vertreiben diese dunklen Schatten ins Licht ...«*

Greifen Sie alles auf, was unvermittelt in Ihren Aufmerksamkeitsfokus tritt, und legen Sie Ihren »erwachsenen Verstand« für ein paar Momente zur Seite. Klopfen Sie immer wieder – möglichst jeden Abend – die Angsterscheinungen Ihres Kindes und lassen Sie sich von den Ergebnissen überraschen.

b) Bei kleineren Kindern können Sie natürlich die Vorgehensweisen unter a) verwenden, doch bezieht dies die Kinder selbst nicht mit ein. Noch wirkungsvoller ist es, wenn die Kinder aktiv am Klopfen beteiligt werden. Um eine kindgerechte Klopfanwendung zu gewährleisten, gehen Sie mit ihnen in die Welt der Kinder, in eine Welt, in der noch alles möglich ist; in der Schmerz, Angst und anderes einfach vertrieben oder weggezaubert werden und in der Klopfreime, Klopfgeschichten, »Zauberpunkte« und »Klopfzaubersprüche« ihre erstaunlichen Wirkungen haben. Das Buch *Gesunde Kinder mit EFT* (siehe Anhang, S. 214) vermittelt Ihnen reichlich Anschauungsmaterial und gibt Ihnen viele praktische Anregungen. Sie können das Setup und die Gamutfolge mit einbeziehen oder auch weglassen und lediglich die Klopfsequenz verwenden. Die folgenden beiden Fallbeispiele vermitteln Ihnen einen ersten Einblick in dieses spielerische und »zauberhafte« Klopfen mit Kindern.

Jolena, vier Jahre alt, hatte bereits Schmerzen wegzaubern können und wartete schon ungeduldig auf meinen nächsten Besuch. Wie ich erfuhr, hatte sie seit längerer Zeit Angst vor Dunkelheit. Nun saß sie also wieder auf Mutters Schoß, ich begab mich in die Rolle des Magiers; umgab das, was folgen sollte, mit einer Aura des Geheimnisvollen und fing an zu zaubern, indem ich die Angst »herausklopfen« wollte. Und das ging so: Ich klopfte den Augenbrauenpunkt und rief zusammen mit ihr: »Angst, schau doch raus, Angst, schau doch raus!« Das Gleiche folgte bei den nächsten vier Klopfpunkten der Sequenz. Beim Klopfen des Schlüsselbeinpunktes bemerkte ich aufgeregt flüsternd: »Du, die Angst schaut jetzt heraus, sie lehnt sich heraus, um zu schauen, wer da anklopft!« Dies tat ich an dieser Stelle deshalb, weil Jolena wegen des Blickwinkels die Angst selbst nicht sehen konnte.
Dann musste es schnell gehen: Das Klopfen unter dem Arm war mehr ein klopfendes Kitzeln, damit die Kleine abgelenkt war, sich ein wenig schütteln musste und ich ausrufen konnte: »Oh, die Angst ist herausgefallen, sie ist auf den Boden gefallen!« Jolena rief sogleich: »Wo, wo ist sie?« (Ihre Mutter bestärkte meine Aussage,

indem sie erklärte, dass auch sie die Angst hatte herausfallen sehen.) Ich sagte zu Jolena: »Sie ist schon verschwunden. Weißt du, Ängste sind ganz scheu, und sie haben selbst Angst, wenn sie auf den Boden fallen, und laufen dann ganz weit weg.«
Jolena war ganz aufgeregt und tatsächlich überzeugt, dass ihre Angst herausgefallen war. Ich schlug ihr vor, gleich eine Probe zu machen. Sie willigte ein und ging in ein halbdunkles Zimmer. Ich blieb mit etwas Abstand hinter ihr. Sie lief aufmerksam um ein paar Stühle herum und machte noch einige Runden – sie war voller Stolz und schien auch erleichtert, doch meinte sie, dass noch etwas Angst da sei. Wir führten weitere Klopfrunden in der oben beschriebenen Weise durch und machten erneut die Runde im dunklen Zimmer – dieses Mal ohne jegliches Unbehagen.
Später (es war schon früher Abend) kam sie nochmals auf mich zu – sie müsse mir etwas zeigen. Zunächst verstand ich nicht, denn sie lief in die Toilette und holte Toilettenpapier. Dann erst wurde mir klar: Die Toilette ist ziemlich langgezogen und man muss einen längeren Weg im Dunkeln (das Licht war gelöscht) zurücklegen, um zum Toilettenpapier zu gelangen. Sie meisterte diese Aufgabe, die sie sich selbst gestellt hatte und die ihr zuvor Probleme bereitet hatte, in entspannter Selbstsicherheit und mit einer Portion Stolz. Die Ängste sind seither nicht mehr aufgetreten. (Aus dem Buch von Horst Benesch, *Klopf dich gesund.*)

Eine Mutter schreibt über »ein Wunder beim Zahnarzt« (einen weiteren »Zahnarztfall« mit einem Kind finden Sie auf S. 190).

Es ist mal wieder ein EFT-Wunder geschehen! Seit zwei Jahren(!) gehe ich mit meinem (mittlerweile) vierjährigen Sohn regelmäßig zum Zahnarzt. Er hat bis jetzt noch nie (auch nicht ansatzweise) den Mund aufgemacht. Wir versuchten es natürlich mit »Bestechung«, wie beispielsweise ein kleines Spielzeug aussuchen, zu einem Imbiss gehen usw. Auch ein Zahnarztwechsel brachte nichts. Also habe ich mir einen EFT-Reim ausgedacht und diesen dann immer wieder bei meinem Sohn geklopft. Ich habe drei Tage vor dem Zahnarztbesuch angefangen und immer mal wieder zwei Runden mit diesem Reim geklopft. Und was soll ich sagen? Er sitzt bei seiner Zahnärztin auf dem Behandlungsstuhl und macht den Mund auf, als wenn es das Selbstverständlichste von der Welt wäre. Da war ich mal wieder erstaunt, obwohl ich auch bei mir selbst schon einige positive EFT-Erfahrungen gemacht habe (z.B. Schokoladen-Gier usw.). Ich habe übrigens bei meinem Sohn mit der Handkante angefangen, mit dem Satz: *»Obwohl Luca diese große Angst vor der Zahnärztin hat, ist er doch ein ganz mutiger Junge.«* Dann der Reim (Vorlage die Reime aus *Gesunde Kinder mit EFT*):

Der Luca hat so Angst vorm Zahnarzt, [Innenseite Augenbraue]
der möcht da gar nicht hin. [Außenseite Auge]
Macht seinen Mund ja doch nicht auf, [unter dem Auge]
so ist's in seinem Sinn. [unter der Nase]
Der Geruch und die Geräusche erschrecken ihn so toll, [Kinn]
die Mama hat ihn trotzdem lieb und find' ihn ganz schön toll. [Brustbein]
Die Angst, die geht jetzt gaaaaaaaaaanz weit weg, [unter Arm]
weg, weg, weg, weg, weg. [Hände klatschen]

Die Mutter ergänzt in einer Folgemail: »Und am letzten Freitag war mein Sohn total entspannt, sogar als er aus dem Wartezimmer aufgerufen wurde. Er ist ganz locker in das Behandlungszimmer gegangen und machte dann ja auch sofort den Mund auf. Was soll ich sagen? Danke, EFT!!!!«

Ein halbes Jahr später erkundigte ich mich bei der Mutter per E-Mail: »Nachdem Sie mir ja Ihre EFT-Erfahrung geschickt hatten, interessiert es mich natürlich, ob dieser Erfolg bei Ihrem Sohn angehalten hat, ob er also weiterhin so entspannt bleibt, und auch, ob sich dadurch auch noch etwas anderes bei Ihrem Sohn in positiver Weise bemerkbar gemacht hat.« Die Antwort erhielt ich umgehend: »Ja, der Erfolg war von Dauer. Wir hatten bis jetzt nie wieder Probleme beim Zahnarzt. Das geht jetzt jedes Mal ganz ›automatisch‹. Mein

Sohn hat auch beim allgemeinen Arzt nie den Mund freiwillig aufgemacht, wenn mal in den Hals geschaut werden musste. Das hat sich nach dem Auflösen der Zahnarzt-Angst gleich miterledigt.«

Anmerkung: Machen Sie es in jedem Fall zur Routine, dass Sie mit den Kindern klopfen, wenn sie von belastenden Erlebnissen berichten. Dabei haben Sie drei Möglichkeiten, je nachdem, was für das Kind am besten geeignet ist:

- ✗ Sie beklopfen die Punkte des Kindes.
- ✗ Das Kind klopft bei sich selbst (und Sie mit dem Kind an sich).
- ✗ Sie klopfen nur an sich, weil das Kind das Klopfen nicht mag.

Mit jeder Anwendung der Klopfakupressur beim Erzählen des Kindes wird die kindliche Seele von den Belastungen befreit, und es wird verhindert, dass sich mehr und mehr »Störfelder« im System festsetzen, die das Leben des Kindes beschwerlich machen können.

c) Bei größeren Kindern hat diese Welt der Magie meist bereits ihren Rückzug angetreten. Je nach Kind kann eventuell noch »gezaubert« werden, aber teilweise muss auch schon in die Erwachsenenform des Klopfens übergewechselt werden. Positive Klopfergebnisse verhelfen dem Kind in jedem Fall zu mehr Selbstwertgefühl, weil es erfährt, dass es viel mehr kann, als es gedacht hat, was sich auf sein Leben allgemein positiv auswirken wird.

Jan, zehn Jahre alt, litt seit einem Jahr an Problemen mit dem Schlafen: Er konnte in seinem Zimmer – auch wenn ihn die Mutter ins Bett brachte und bei ihm blieb – nur sehr schwer einschlafen und wachte in der Nacht auf, ohne wieder einschlafen zu können, sodass er immer wieder im elterlichen Schlafzimmer auftauchte. Natürlich musste auch stets das Licht an bleiben. Auf Nachfrage nach Hintergründen berichtete er nach anfänglichem Zögern, dass er beim Aufwachen in der Nacht auf Geräusche lausche und Einbrecher fantasiere. Er sollte diese Situation näher beschreiben, wobei er dann meinte, dass ein Fremder im Haus sein könnte, der herumschleicht. Bei diesen Worten verspürte er Angst der Stärke Drei.

Um diesen inneren Stress deutlich zu machen, kam der kinesiologische Muskeltest zum Einsatz, der bei diesen Gedanken eine schwache Reaktion zeigte. Wir klopften die Angst, zum Beispiel: *»Auch wenn ich diese Angst in mir habe, wenn ich mir vorstelle, ich liege im Bett und höre Geräusche, als ob ein Fremder im Haus herumschleicht, bin ich ein toller Jan …«* Nach drei Klopfrunden sackte er sichtlich in sich zusammen, zeigte in seinem Gesicht Zeichen von Erschrecken, er hielt auch die Luft an, schien blasser zu werden, die Augen waren weiter aufgerissen und starr. Wir wechselten sogleich über in: *»Dieser Schrecken in mir … diese Panik in mir … woher sie auch kommt (er konnte keine Zusammenhänge herstellen) … ich bin ein toller Jan … ich löse dies jetzt auf, so gut es geht …«* Wir klopften einige Runden, bis die Anspannung sichtlich wieder abnahm und er ganz erleichtert wirkte. Die Angst war auf eine Einwertung mit Null gesunken. Als Test sollte er sich erneut vorstellen, allein im Bett zu liegen, diese Geräusche zu hören: Die Angst war weg.

Um dieses Ergebnis in ihm noch stärker zu verankern, griffen wir wieder zum Muskeltest. Bei der noch vor Kurzem bedrohlichen Vorstellung blieb der Muskel jetzt stark, was in Jan sichtlich einen zusätzlichen inneren »Stärkeschub« hervorrief. Hintergründe für dieses starke und kurz aufflackernde Panikgefühl konnte er jedoch nicht benennen. Festzustellen war, dass er eigene Probleme eher versteckte und sie selbst seinen Eltern auch nicht so ohne Weiteres preisgab. Wir sprachen dann noch über weitere Anwendungsmöglichkeiten von EFT. Ihm wurde auch gezeigt, wie er in der Schule, in der Öffentlichkeit klopfen kann, und wir wollten uns dann überraschen lassen, wie es mit dem Schlafen jetzt wohl sei.

Zwölf Tage später erbrachte das Telefonat mit der Mutter eine positive Rückmeldung: Jan schläft jetzt eindeutig besser, schläft viel schneller ein, wacht nur noch gelegentlich in der Nacht auf und fällt dann meist gleich wieder selbst in den Schlaf, sodass er bislang nur einmal im elterlichen Schlafzimmer erschienen ist. Ein weiterer positiver Effekt zeigt sich darin, dass er sich jetzt offener gibt und erstmals seinen Eltern gestand, dass er Ängste habe, dass Papa, Mama oder seiner kleinen Schwester etwas passieren könnte. Dies wird dann Thema einer weiteren Sitzung sein müssen.

Tim, sechs Jahre alt, hatte die Angst entwickelt, etwas Bedrohliches könnte unter seinem Bett versteckt sein. So traute er sich nicht mehr, abends alleine in sein dunkles Zimmer zu gehen bzw. sich darin aufzuhalten. Dieses für ihn ungewöhnliche Verhalten deutete auf einen versteckten Zusammenhang hin. Auf Nachfrage, was sich unter seinem Bett befinden könnte, sagte er: »Etwas, das lange, haarige Arme und riesige Glutaugen und eine schaurige Stimme hat.« Wir klopften diese inneren Bilder, die Angst und den Schrecken, die sie in ihm hervorriefen und seine dabei auftretenden körperlichen Wahrnehmungen so lange, bis die Vorstellung dieser Bilder keine negativen Reaktionen mehr erzeugte. Als ich ihn dann fragte, ob er sich diese »Monster« selbst ausgedacht oder schon irgendwo gesehen hatte, erinnerte er sich, dass diese in einem Zeichentrickfilm im Fernsehen aufgetaucht waren. Ich ließ ihn die Erinnerungen an diesen Film berichten, während wir zusammen klopften, und achtete auf mögliche Anzeichen von Belastung. Er blieb jedoch ruhig. Am Schluss meinte er: »So toll sind diese Figuren auch nicht.« In der Folge zeigte er auch keine Ängste mehr. (Aus dem Buch von Horst Benesch, *Gesunde Kinder mit EFT.*)

Eine unserer Kursteilnehmerinnen berichtet von einem Mädchen mit Angst, die Mama zu verlieren: Ich bin immer wieder verwundert, wie leicht und schnell das Klopfen bei den Kindern funktioniert. Die klopfen einfach mit, obwohl sie noch gar nichts von dieser Methode wissen. Eine Mutter rief ganz verzweifelt an, dass ihre Tochter plötzlich nicht mehr alleine in die Schule zu gehen wagte, sie müsse sie bis vor die Schultüre begleiten, und selbst dann gäbe es noch Tränen. Außerdem gelte das nicht nur für die Schule, sondern auch für die Nachmittagstätigkeiten und für zu Hause, wenn sie (die Mutter) aus dem Zimmer gehe. Kurzum, eine starke Angst, die Mutter zu verlieren.

Ich fragte das Kind, ob sie diese Angst schon mal gehabt habe. Daraufhin antwortete das Mädchen: »Ja, als ich vor ein paar Wochen von der Schule nach Hause kam und klingelte, öffnete meine Mama mir die Haustüre nicht. Ich stand alleine da und hatte schreckliche Angst.«

Ich fragte daraufhin, was sie dann gemacht habe. Sie berichtete, dass sie zur Nachbarin gegangen sei, ihr erzählt habe, was geschehen sei, und sie so lange bei der Nachbarin hätte bleiben können, bis die Mutter wieder nach Hause gekommen sei (die sich nur kurz vom Einkaufen verspätet hatte). Wir klopften: *»Auch wenn ich jetzt die große Angst in mir spüre* (Einwertung mit Neun), *wenn ich nur daran denke, meine Mutter zu verlieren, bin ich ein tolles Mädchen und weiß, dass Mama und Papa mich lieb haben – diese große Angst in mir, meine Mama zu verlieren …«* oder *»Auch wenn ich jetzt so eine große Angst in mir habe, mache ich mir fest bewusst, dass ich es damals ganz toll gemacht habe, meine Mutter wiederzufinden, und weiß, dass ich auch in Zukunft eine Lösung finden werde.«*

Ich fragte sie, ob sie denn auch glaube, dass ihre Mutter sie so lange suchen würde, bis sie sie fände. Daraufhin kam ein klares »Ja«. Wir klopften auch das Thema: *»Meine Mutter und mein Vater machen das Beste für mich, und ich bin davon überzeugt, dass sie mich so lange suchen würden, bis sie mich wiederfinden.«*

Daraufhin entspannten sich die Gesichtszüge, das Mädchen atmete durch. Man hätte eventuell auch noch die »Erlebnistechnik« [siehe S. 47ff.] anwenden können, aber ich hatte das Gefühl, dass sich die Situation schon entstresst hatte. Als ich das Kind nochmals an die »verlorene Mutter-Situation« denken ließ, ging es ihr gut und es kam keine negative Emotion mehr, sondern eher »Stolz, es geschafft und gut gemacht zu haben« zum Vorschein. Dieses Stolz-Gefühl gab ihr zudem Sicherheit für die Zukunft, und es

zeigte sich auch bei der Vorstellung, dass die Mutter oder sie »verloren« gehen könnte, keine negative Emotion mehr.
Rückmeldung der Mutter: »Ich weiß eigentlich immer noch nicht genau, was bei EFT abläuft, aber meine Tochter geht wieder alleine in die Schule und die Oma hat mich gefragt, was mit meiner Tochter passiert sei, sie sei wieder so fröhlich geworden.«
Ja, solche Rückmeldungen überraschen mich immer wieder, obwohl ich immer wieder erfahre, was sich beim Arbeiten mit EFT lösen kann.

Hinweise:

- ✗ Erzwingen Sie nicht, dass das Kind klopfen muss. Seien Sie ein gutes Vorbild, beklopfen Sie selbst Ihre eigenen Probleme und führen Sie das Klopfen auf kindgerechte Weise ein. Wenn es uns Erwachsenen gelingt, das Interesse und die Selbstverständlichkeit der Anwendung der Klopfakupressur beim Kind zu wecken, haben wir dem Kind ein wertvolles Instrument für das Leben mitgegeben, mit dem es erfolgreicher und unbeschwerter seinen Weg gehen kann.
- ✗ Denken Sie auch daran, dass kindliche Probleme gar nicht so selten das Ergebnis von »gestörtem« Verhalten seitens der Erwachsenen sind. Hier bringt es wenig, das Kind mit der Klopfakupressur an das Problem des Erwachsenen anzupassen. Es ist in diesem Falle vielmehr angeraten, dass der Erwachsene seine Probleme mit dem Klopfen angeht und beseitigt. Oftmals führt dies dazu, dass sich die kindliche Störung »in Luft aufgelöst« hat.

ANGST BEI TIEREN

Wer Tiere hält, kann erkennen, dass auch diese Geschöpfe Angstverhalten bei bestimmten Situationen kennen, die aus unserer menschlichen Perspektive ungefährlich sein mögen und dennoch Angst- und Fluchtreaktionen aktivieren. Tiere sind ganz eigene »Persönlichkeiten« mit individuellen Reaktionsmustern, wobei Erfahrungen – wie bei den Menschen – in unterschiedlicher Weise eine Wirkung hinterlassen. Aus energetischer Sicht sind sowohl Mensch als auch Tier letztendlich Energiesysteme, in denen sich Störfelder festsetzen, die zu sichtbaren Belastungen führen. Da die Klopfakupressur gezielt diese Störinformationen im System beeinflusst, ist es nicht verwunderlich, dass das Klopfen bei Tieren aller Art in hohem Maße wirksam ist, was durch unsere Erfahrungen (die Autoren) sowie von Klopfanwendern weltweit Bestätigung findet.

Es versteht sich, dass beim Klopfen von Tieren Anpassungen in der Klopftechnik vorgenommen werden müssen, die teilweise dem ähneln, wie wir es bei der Anwendung bei Kindern beschrieben haben. Wenn Sie klopfen wollen, steht im Vordergrund Ihre Fähigkeit, sich auf das (erkennbare) Problem des Tieres zu fokussieren, da Ihnen das Tier ja nicht berichten kann, was ihm fehlt. Ein erster Anhaltspunkt ist das offensichtliche Symptom, wenn beispielsweise ein Pferd steigt, sobald es in den Anhänger soll, oder wenn ein Hund bei Gewitter den ängstlichen Rückzug antritt. Nehmen Sie diese Erscheinungen als Beginn der Klopfanwendung und öffnen Sie sich im eigenen Inneren für unvermittelt erscheinende Worte, Bilder und Gefühle im sich entfaltenden Klopfverlauf, die Sie dann als neue Klopfthemen aufgreifen. Gehen Sie also auf diese Weise immer mehr in das »Feld des Tieres«, so wie wir es an anderer Stelle auf den Seiten 46 und 193 (Surrogatklopfen) angeführt haben. Es bestehen zwei Möglichkeiten in der Vorgehensweise:

a) *Sie beklopfen direkt das Tier.* Hierbei unterscheiden wir wiederum zwei Varianten je nach Größe und Reaktionsverhalten des Tieres.

✗ Bei großen Tieren wie Pferden, Kühen, Schweinen und auch Hunden (wenn diese es sich gefallen lassen) können Sie ganz gut Klopfpunkte am Tier stimulieren, während Sie mit ruhiger Stimme zum Tier sprechen, zum Beispiel: *»Auch wenn du diese Angst vor dem Hänger hast und dich dagegen wehrst, hineinzugehen, bist du meine beste Sally, du bist in Sicherheit«,* und (während Klopfsequenz) *»Diese Angst vor dem Hänger in dir ... diese Angst vor dem Hänger in dir ... du bist in Sicherheit ...«*

Es kann sein, dass sich das Tier mit dem Klopfen zusehends beruhigt und dann bereitwilliger in den Hänger geht. Aber vielleicht zeigen sich die positiven Klopfauswirkungen gar nicht, weil das offensichtliche Verhalten nur Ausdruck eines anderen Themas ist. Auch Tiere sind keine wesenlosen Maschinen, sondern hochkomplexe Geschöpfe mit ganz eigenen Problemaspekten, denen Sie jedoch auf die Spur kommen, wenn Sie auf das achten, was aus »dem Feld des Tieres« an Informationen zu Ihnen »spricht«, wie es das folgende Beispiel zeigt.

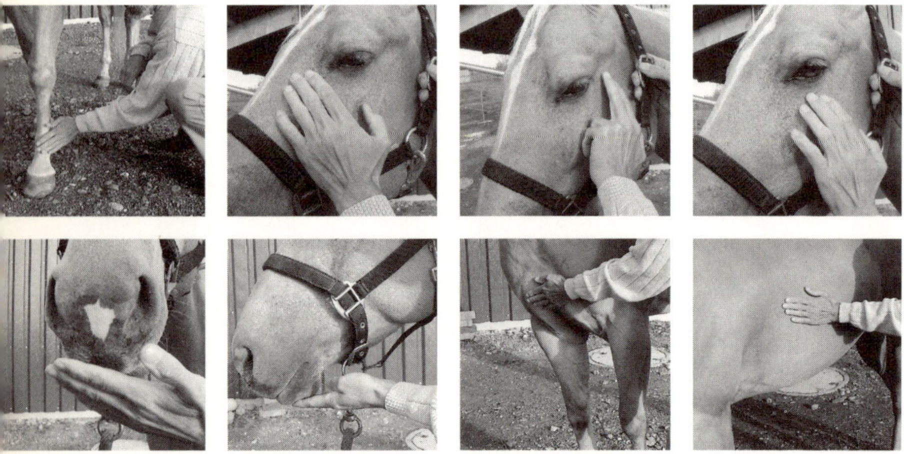

Eine Pferdebesitzerin, die das Klopfen bei uns gelernt hat, schreibt: Unsere Stute Jessi hat seit zirka einem halben Jahr auf einmal Platzangst im Hänger. Sobald der Hänger in Bewegung kam, geriet sie in Panik und strampelte mit den Füßen, bis sie halb im Hänger lag, danach stand sie zitternd im Hof. Ich hab dann an ihr geklopft, also: *»Diese Scheißangst vorm engen ... wackligen Hänger ... Hilflosigkeit ... Einsamkeit ... jetzt muss ich irgendwo hin, wo ich gar nicht hin will ... ausgeliefert sein.«* Ojeee, da kamen Sachen hoch, da könnt ich ein halbes Buch schreiben. [Anmerkung: Die Autorin dieses Beitrags hat an der Stute geklopft, sich dabei auf das Problem der Stute eingestimmt, ist also in deren Energiefeld »gegangen« und hat so diese Informationen aus dem Feld wahrgenommen.] Und so zirka nach einer Woche, während ich wieder klopfte, sagt sie auf einmal zu mir [also Informationen aus dem Energiefeld der Stute]: »Und sowieso gefällt mir die linke Seite im Hänger überhaupt nicht, stell mich auch mal rechts hin.« Top, das habe ich dann gleich gemacht: Jessi trottete dann ganz ruhig in den Hänger, stand ganz ruhig sogar bei 60 km in der Kurve.

Eine weitere Pferdebesitzerin berichtet: Mein Pferd [eine Stute] reagiert genauso gut auf das Klopfen wie ich. Ihre Haut-/Allergieprobleme habe ich gelöst. Sie hat nach meiner Meinung eine Latexallergie, und nachdem ich alle Reitsachen ausgetauscht habe, hat sie wieder ein wunderschönes Fell, und sie juckt sich auch nicht mehr. Was zurückblieb, war eine große Nervosität und Schreckhaftigkeit. Nach deinem Rat habe ich sie vor jeder Reitstunde geklopft. Der Erfolg ist grandios. Sie geht problemlos in der Reithalle, auch in die Ecken, die sie sonst so furchtbar fand, und im Gelände ist sie die Ruhe selbst. Sie ist wie früher und hat ihr inneres Gleichgewicht wiedergefunden. Einfall toll.

Eine sicherlich nicht alltägliche Klopfbegebenheit schildert eine Anwenderin mit Vögeln, das uns anregen sollte, nicht gleich aufzugeben, sondern das Klopfen auch bei »unmöglich« scheinenden Situationen einzusetzen.

Wir haben ein großes Fenster in einem Erker unseres Wohnzimmers. Ständig fliegen Vögel (zwei bis drei pro Monat) dagegen. Ich habe schon nahezu alles unternommen, um sie davon abzuhalten, doch blieb dies bislang wirkungslos. Im letzten Jahr bin ich immer wieder hinausgegangen, wenn sie nach der Kollision bewegungslos dalagen, um sie warm zu halten (wir leben im Zentrum von Minnesota), aber die meisten starben.
Während der letzten Monate bin ich oft hinausgegangen und habe an ihnen geklopft. Zunächst war kein Lebenszeichen mehr festzustellen, aber nach einigen Minuten des Klopfens öffneten sie ihre kleinen Augen und schienen das Klopfen zu genießen. Ich stimulierte Punkte am Kopf, an der Seite des Gesichts, an der Wirbelsäule entlang nach unten (zwischen den Flügeln) und überall dort, wo ich sie nicht verletzte. Einige »landen« nach der Kollision auf ihrem Rücken, sodass ich sie unter dem Schnabel beklopfte. Wie auch immer: 100 Prozent der Vögel blieben am Leben und flogen dann wieder weg. Einige davon blieben noch für einige Stunden sitzen, bevor sie sich wieder aufmachten. Ich war völlig überwältigt. Meine Familie schaute mir zu und alle schüttelten ungläubig den Kopf. Wirklich kaum zu glauben. (G.C.)

✗ Ähnlich wie unter den Abschnitten zuvor, verfahren Sie bei kleineren Tieren oder bei Tieren, die das Klopfen an den Punkten »ablehnen« wie beispielsweise Katzen, Mäuse, Ratten. Stimulieren Sie hier jedoch leicht (mit Beklopfen oder kreisendem Massieren) die Rückenpunkte beidseitig entlang der Wirbelsäule – jeweils stets in Schwanzrichtung.

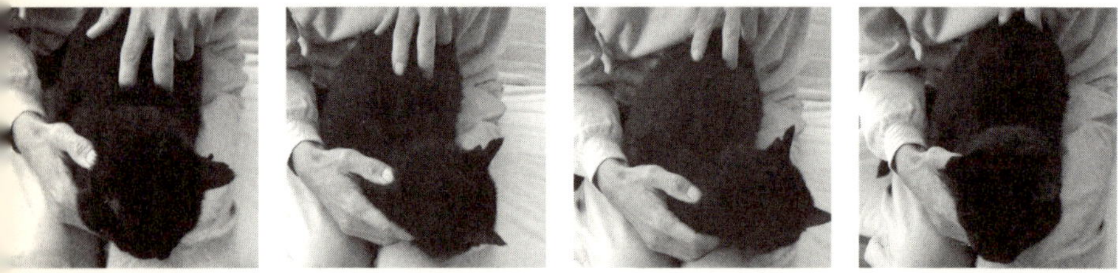

b) Bei einer Schildkröte, bei Fischen etc., an denen Punkte nicht direkt beklopft werden können, bzw. bei Tieren, die – wie erwähnt – das direkte Beklopfen nicht mögen, können Sie auf das Surrogatklopfen (siehe die Seiten 46 und 193) zurückgreifen. Das Gleiche gilt, wenn Sie aus der Entfernung etwas für das Tier tun wollen.

Eine Klopfanwenderin schreibt: Ich möchte von einer Erfahrung berichten, die meinen Hund Anaiis betrifft, der Angst vor Donner hatte. Vor Kurzem gab es am Abend wieder ein Gewitter mit Donner, der das Haus derart erschütterte, dass ich schon geneigt war zu glauben, wir hätten es mit einem kleineren Erdbeben zu tun. Meine Hündin, wie so viele andere, zeigt extreme Angst bei diesem Naturereignis. Sie atmet schwer, geht unruhig umher und Speichel läuft aus ihrem Mund. Da Anaiis in meinem Zimmer schläft und sie bei jedem Donner wieder in ihrer Angst ist, hält sie mich wach, sodass ich keinen Schlaf finden kann. Um nicht wieder frustriert zu werden, wie so oft, beschloss ich [sie hatte EFT gerade erst gelernt], für meinen Hund mental zu klopfen, da ich bereits im Bett lag. Ich klopfte: *»Auch wenn mein Hund diese Angst vor dem Donner hat, liebt sie sich voll und ganz und erlaubt sich zu entspannen, weil sie weiß, dass alles in Ordnung ist.«* [Man hätte auch in folgender Weise klopfen können: »Auch wenn du diese Angst vor dem Donner hast, der schrecklich laut für dich sein muss, bist du meine beste Anaiis und Frauchen liebt dich. Du bist in Sicherheit …«]
Viel mehr habe ich nicht in mich hineingesagt, aber ich klopfte mit der starken Intention, Anaiis möge sich beruhigen. Es ging mehr darum, in Verbindung mit meiner Hündin zu stehen, als bestimmte Satzmuster zu beachten. Und siehe da: Anaiis ging zu ihrem Kissen und schlief in aller Ruhe ein! Dies war zuvor noch nie geschehen, vielmehr musste ich sie immer ins Badezimmer oder einen anderen Ort im Haus schicken, da sie mich gewöhnlich mit ihrer Angst halb verrückt machte. (G.C.)

Wie bei Kindern spielt bei den Problemen des Tieres gar nicht so selten die Befindlichkeit von »Herrchen« und »Frauchen« eine nicht zu unterschätzende Rolle. Störfelder des Menschen übertragen ihre Informationen auf das Tier, das dann als Spiegel für den Menschen wirkt. Vielleicht haben auch Sie schon die weit verbreitete Ansicht gehört, dass »das Tier das Problem des Besitzers trägt«, dass beispielsweise der Hund Ängste zeigt, weil »Frauchen« von Ängsten beherrscht wird, oder das Pferd nicht in den Hänger will, weil »Herrchen« eine ähnlich gelagerte Problematik von beispielsweise Angst vor Eingesperrtsein in sich trägt. Diese Erscheinung wird jedoch eher bei engen Verbindungen zwischen Tier und Mensch zu erwarten sein, wie sie zwischen Pferd und Mensch oder Hund und Mensch gewöhnlich bestehen. Doch dies schließt andere Tier-Mensch-Beziehungen nicht aus, die vom Menschen zum Tier geführt wird.
Denken Sie also daran, sich zu fragen, ob die Angsterscheinung (oder auch eine andere Problematik) beim Tier einen Hinweis auf eigene Themen gibt, die Sie dann mit der Klopfakupressur bearbeiten können. Es wäre nicht verwunderlich, wenn die Angsterscheinung des Tieres verschwunden ist, sobald Sie selbst Ihr Problem gelöst haben. Hier ein Beispiel:

Bei einem Besuch stellte sich heraus, dass die Hündin unserer Gastgeber Fremde unentwegt anbellte und sich stets vehement dagegen sträubte, ohne Frauchen das Haus zu verlassen. Mehrmaliges Klopfen an der Hündin im Surrogatverfahren (aus ihrem »Feld« erhielt ich – Doris Benesch – stets die Information von Angst) im Verlauf einiger Wochen halfen wenig, daran etwas zu verändern. Es musste demnach mit einem anderen Thema etwas zu tun haben.
Also nahm ich das Frauchen »unter die Lupe« und entdeckte verborgene Ängste von Verlassenwerden, die mit der Trennung der Eltern und ein Leben im Internat zu tun hatten. Wir lösten diese Themen in einigen Sitzungen zufriedenstellend auf, sodass sich

Frauchen befreiter fühlte. Als »Nebenwirkung« zeigte sich auch ihre Hündin entspannter, bellte weniger und ließ sich ohne Sträuben an die Leine nehmen.

Wir haben Ihnen in diesem Kapitel sicherlich nur einen winzigen Ausschnitt der Möglichkeiten beschreiben können, mit Tieren zu klopfen und deren Leiden zu mindern. Aber nur Mut: Experimentieren Sie und wagen Sie sich auch an das scheinbar Unmögliche. Alles ist letztendlich Energie und Information. Warum also soll sich eine Tiergattung oder ein bestimmtes Problem mit der Klopfakupressur nicht auch positiv beeinflussen lassen?

ZUM AUSKLANG

Wir haben Ihnen in diesem Buch mit zahlreichen Anregungen und anhand vieler Beispiele exemplarisch das »Klopfen« von spezifischen Ängsten vorgestellt und sind überzeugt, dass Sie mit diesem Wissen bereits gute Ergebnisse erzielen werden. Doch nicht immer setzen die Erfolge sofort ein. Lassen Sie sich deshalb nicht entmutigen. Auch für Sie wird die Klopfakupressur ihre positiven Wirkungen noch weitaus stärker entfalten können, wenn Sie Ausdauer zeigen, immer wieder üben, an »Misserfolgen« lernen, sich in dieser Methode weiterbilden und notfalls fachliche »Klopfhilfe« in Anspruch nehmen.

Angstwahrnehmungen sind – wie wir beschrieben haben – Ergebnis von »Störfeldern« in Ihrem Energiesystem. Diese lassen sich grundsätzlich beheben. Doch wir alle befinden uns im Umgang mit diesen unseren Lebensenergien noch im Anfangsstadium, sodass manche »Wege zur Befreiung« recht holprig verlaufen oder Türen noch verschlossen bleiben. Die Erfahrungen mit diesen Energietechniken verdeutlichen uns jedoch, dass viel mehr möglich ist, als gegenwärtig angenommen wird – und Sie selbst können durch Ihre eigenen Klopferfahrungen Zeuge dieses Aufbruchs in ein neues »Energiezeitalter« in Medizin und Psychotherapie sein.

Ein wichtiger Gewinn dieser Entwicklung besteht darin, dass Sie in die Lage versetzt werden, Wohlbefinden und Gesundheit durch sich selbst zu erreichen. Mit der Methode der Klopfakupressur liegen Ihre Gesundheit und Angstfreiheit im wahrsten Sinne des Wortes wieder in Ihren Händen. Geben Sie sich und dem »Klopfen« eine Chance, auch wenn Sie manches, mit dem Sie in diesem Buch konfrontiert wurden, für unglaubwürdig halten, weil es zu einfach erscheint. Aber muss die Lösung von Problemen immer in komplexen Theorien und Anwendungen liegen oder ist die »Wahrheit« doch ein »Kind des Einfachen«?

Nur die praktischen Erfahrungen mit der Klopfakupressur werden Ihnen diese Frage letztlich beantworten können und Ihre berechtigten Zweifel bestätigen oder widerlegen. Auch wir sind diesen Weg gegangen und haben Ihnen in diesem Buch unsere Antwort wiedergegeben.
Wir sind guten Mutes, dass Sie eine positive Antwort erhalten werden – doch wie bereits erwähnt, nicht immer unmittelbar und für alle Fälle. Anderes zu behaupten, wäre selbst für erfahrene Klopfanwender vermessen. Doch wissen wir aus unserer Erfahrung, dass Sie berechtigte Hoffnung haben dürfen, sich von Ihren Ängsten vollständig und anhaltend befreien zu können.
Dies wünschen wir Ihnen und Ihren Klienten, und wir hoffen, dass dieses Buch seinen positiven Beitrag hierzu leisten wird. Und gerne hören wir von Ihren Erfahrungen, die wir über unseren Newsletter mit anderen teilen werden.
Viel Erfolg und alles Gute wünschen Ihnen

Doris und Horst Benesch

ANHANG

LITERATUR

Im Laufe der Jahre sind immer mehr Bücher über Klopfakupressur und im Besonderen über die EFT-Klopfakupressur erschienen, was deren zunehmende Bedeutung im Bereich Gesundheit unterstreicht. In unserer Auswahl finden Sie sowohl Literatur zur Klopfakupressur selbst als auch über verwandte Themenbereiche und Ansätze sowie über erste wissenschaftliche Forschungen.

LITERATUR ZU EFT

Benesch, H.: *Frei von Allergie mit EFT – Beschwerden lindern und dauerhaft loswerden durch Klopfakupressur*, Kösel-Verlag, München 2007 (*vergr.*)

Benesch, H.: *Frei von Allergie mit Klopfakupressur – Beschwerden lindern und dauerhaft loswerden* (Taschenbuch), Mosaik b. Goldmann, München 2009 (vergr.)

Benesch, H.: *Gesunde Kinder mit EFT – Mit Klopfakupressur emotionale und körperliche Probleme lösen*, Kösel-Verlag, München, 3. Aufl. 2011

Benesch, H.: *Gesunde Kinder mit Klopfakupressur – Emotionale und körperliche Probleme sanft und sicher lösen* (Taschenbuch), Mosaik b. Goldmann, München 2009

Benesch, H.: *Klopf dich gesund – Blockaden lösen, schmerzfrei werden durch die EFT-Klopfakupressur*, Kösel-Verlag, München, 6. Aufl. 2009 (*vergr.*)

Benesch, H.: *Klopf dich gesund – Blockaden lösen – Schmerzfrei werden mit Klopfakupressur* (Taschenbuch), Mosaik b. Goldmann, München 2010

Craig, G.: *EFT for PTSD*, Energy Psychology Press, Fulton, CA 2008

Feinstein, D., Eden, D. und Craig, G.: *The Healing Power of EFT & energy Psychology*, Piatkus Books, London 2006

Keller, E.: *Endlich frei: Emotionale und körperliche Blockaden auflösen mit Emotional Freedom Techniques - EFT*, Ullstein Verlag, Berlin, 4. Aufl. 2005

Reiland, Ch.: *EFT - Klopfakupressur für Körper, Seele und Geist*, Goldmann Verlag, München 2006

Wyss, R.: *Stress überwinden mit EFT - Sich durch Klopfakupressur befreien*, AT Verlag, Baden und München 2007

LITERATUR ZU VERWANDTEN THEMEN

Energietherapie

Bohne, M., Eschenröder, Ch.T., Wilhelm-Gößling, C. (Hrsg.): *Energetische Psychotherapie – integrativ*, dgvt-Verlag, Tübingen 2006

Callahan, R.J.: *Leben ohne Phobie*, VAK Verlags GmbH, Kirchzarten 2009

Callahan, R.J.: *Der unwiderstehliche Drang*, VAK Verlags GmbH, Kirchzarten, 8. Aufl. 2006

Callahan, R.J. und Callahan, J.: *Den Spuk beenden*, VAK Verlags GmbH, Kirchzarten, 2. Aufl. 2005

Church, D.: *Die neue Medizin des Bewusstseins.* VAK Verlags GmbH, Kirchzarten 2008

Diamond, J.: *Der Körper lügt nicht*, VAK Verlags GmbH, Kirchzarten, 21. Aufl. 2006

Diamond, J.: *Life Energy: Using the Meridians to Unlock the Hidden Power of Your Emotions*, Peragon House, New York 1985

Durlacher, J.V.: *Freedom From Fear Forever*, Van Ness Publishing, Tempe (Arizona) 1995

Gallo, F.P.: *Energetische Psychologie*, VAK Verlags GmbH, Kirchzarten 2000

Gallo, F.P.: *Handbuch der Energetischen Psychotherapie*, VAK Verlags GmbH, Kirchzarten, 3. Aufl. 2008

Gallo, F.P. (Hrsg.): *Energy Psychology in Psychotherapy*, W.W. Norton, New York 2001

Gallo, F.P. und Vincenzi, H.: *Gelöst, entlastet, befreit*, VAK Verlags GmbH, Kirchzarten, 6. Aufl. 2010

Lipton, B.H.: *Intelligente Zellen - wie Erfahrungen unsere Gene steuern*, KOHA-Verlag, Burgrain 2006

Lipton, B.H. und Bhaerman, S.: *Spontane Evolution - Wege zum neuen Menschen.* KOHA-Verlag, Burgrain 2009

Angstratgeber/ Flugratgeber

Littek, F.: *Fliegen ohne Angst*, Reise Know-How Verlag, Bielefeld, 5. Aufl. 2006 (hier die Kapitel über »die Grundlagen des Fliegens«, »Im Cockpit«, »Eingebaute Sicherheit« und »Sichere Airlines«)

Wolf, D.: *Ängste verstehen und überwinden: Wie Sie sich von Angst, Panik und Phobien befreien*, PAL Verlagsgesellschaft, Mannheim 2009

FORSCHUNGEN ZUR KLOPFAKUPRESSUR

Andrade, J. und Feinstein, D.: *Preliminary Report of the First Large-Scale Study of Energy Psychology*

Baker, A.H. und Siegel, L.: *Can a 45 minute session of EFT lead to reduction of intense fear of rats, spiders and water bugs? – a replication and extension of the Wells et al. (2003) laboratory Study* vorgestellt auf der Jahreskonferenz der »Association for Comprehensive Energy Psychology« in Baltimore, MD. 2003 (zu finden z.B. unter www.masteringeft.com)

Baker, A.H., Carrington, P., Putilin, D.: *Theoretical and Methodological Problems in Research on Emotional Freedom Techniques (EFT) and Other Meridian Based Therapies,* 2009, Psychology Journal, 6:2, S. 34-46

Benor, D.J., Ledger, K., Toussaint, L., Hett, G., & Zaccaro, D.: *Pilot study of Emotional Freedom Techniques (EFT), Wholistic Hybrid derived from EMDR and EFT (WHEE) and Cognitive Behavioral Therapy (CBT) for treatment of test anxiety in university students*, 2009, Explore: The Journal of Science and Healing.

Brattberg, G.: *Self-administered EFT (Emotional Freedom Techniques) in individuals with fibromyalgia: a randomized trial*, 2008, Integrative Medicine: A Clinician's Journal, August/September

Church, D., Geronilla, L., Dinter, I.: *Psychological Symptom Change in Veterans After Six Sessions of Emotional Freedom Techniques (EFT); An Observational Study*. 2009, International Journal of Healing and Caring 9:1

Craig, G., Bach, D., Groesbeck, G. und Benor, D.J.: *Emotional Freedom Techniques (EFT) For Traumatic Brain Injury*, 2009, International Journal of Healing and Caring, May. 9(2), S. 1-12

Dinter, I.: *Veterans: Finding their way home with EFT*, 2008, International Journal of Healing and Caring, September, 8:3

Feinstein, D.: *Energy psychology in disaster relief*, 2008b, Traumatology 141:1, S. 124-137

Feinstein, D.: *Energy psychology: a review of the preliminary evidence. Psychotherapy, 2008a*, Theory, Research, Practice, Training. 45(2), S. 199-213

Green, M.M.: *Six Trauma Imprints Treated with Combination Intervention: Critical Incident Stress Debriefing and Thought Field Therapy (TFT) or Emotional Freedom Techniques (EFT)*, 2002, Traumatology. 8:1, 18

McCarty, W.A.: *Clinical Story of a 6-Year-Old Boy's Eating Phobia: An Integrated Approach Utilizing Prenatal and Perinatal Psychology with Energy Psychology's Emotional Freedom Techniques (EFT) in a Surrogate Nonlocal Application*, 2008, Journal of Prenatal & Perinatal Psychology & Health, 21(2), S. 117-139

Mollon, P.: *Thought Field Therapy and its derivatives: rapid relief of mental health problems through tapping on the body*, 2007, Primary Care and Community Psychiatry. 12 [3-4] December, S. 123-127

Rowe, J.E.: *The Effects of EFT on Long-Term Psychological Symptoms*, Counseling & Clinical Psychology Journal, 2005, Vol. 2, Issue 3, S. 104-111

Swingle, P., Pulos, L. und Swingle, M.: *Effects of a meridian-based therapy, EFT, on symptoms of PTSD in auto accident victims*, vorgestellt auf der Jahreskonferenz der »Association for Comprehensive Energy Psychology« in Las Vegas, 2000 (zu finden z.B. unter: *www.masteringeft.com*)

Swingle, P.: *Effects of the Emotional Freedom Techniques (EFT) method on seizure frequency in children diagnosed with epilepsy*, vorgestellt auf der Jahreskonferenz der »Association for Comprehensive Energy Psychology« in Las Vegas, 2000 (zu finden z.B. unter: *www.masteringeft.com*

Swingle, P., Pulos, L. und Swingle, M.K.: *Neurophysiological Indicators of EFT Treatment Of Post-Traumatic Stress, 2005,* Journal of Subtle Energies & Energy Medicine. 15, S. 75-86

Waite, L.W. und Holder, M.D.: *Assessment of the Emotional Freedom Techniques: An Alternative Treatment for Fear*, 2003, The Scientific Review of Mental Health Practice, 2 (1), S. 20-26

Wells, S., Polglase, K., Andrews, H.B., Carrington, P. und Baker, A.H.: *Evaluation of a Meridian-Based Intervention, Emotional Freedom Techniques (EFT), in Reducing Specific Phobias of Small Animals*, Journal of Clinical Psychology, 2003, Vol. 59, Nr. 9, S. 943-966

Hinweis: Besuchen Sie auch immer wieder unsere Website *www.eft-benesch.de,* wo Sie auf dem aktuellen Stand über Forschungen zu EFT gehalten werden und Kurzinformationen zu den Studien finden.

DIE KLOPFPUNKTE AUF EINEN BLICK

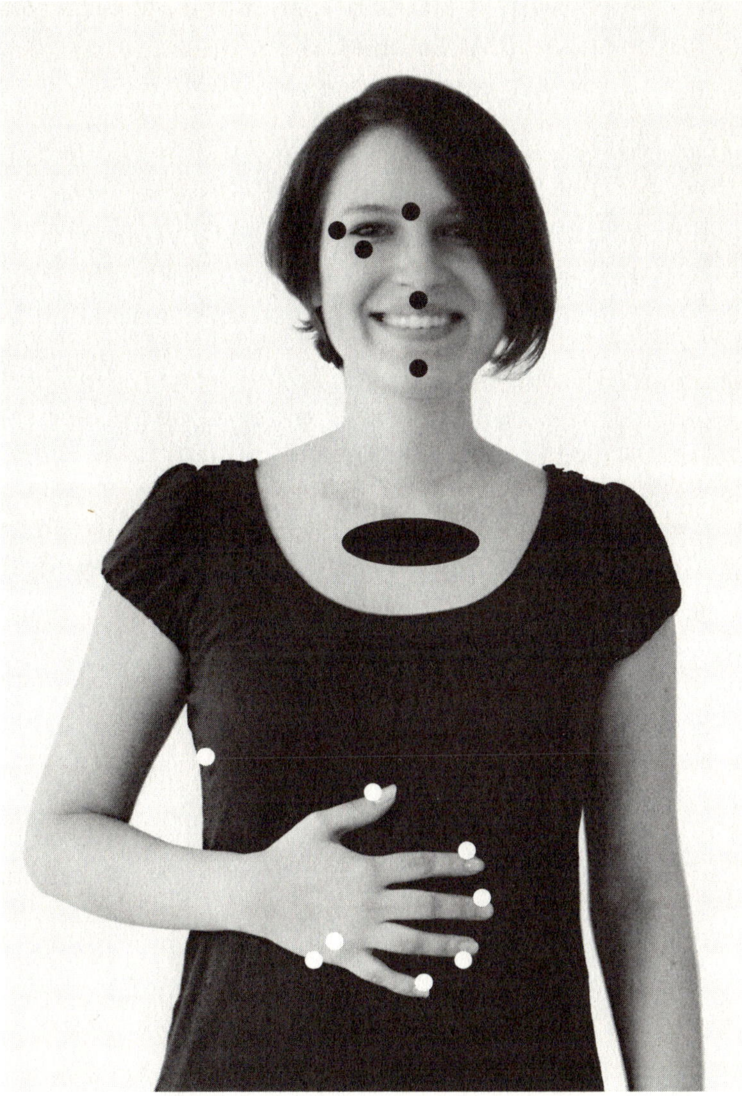

ADRESSEN

Einen EFT-Anwender in Ihrer Nähe können Sie eventuell auf folgenden Websites mit Anwender-Listen finden, die jedoch nichts über die Qualifikation und Können dieser angeführten Personen aussagen.

- ✗ EFT-D.A.CH, dem 2006 gegründeten Fachverband der EFT-Trainer/innen & EFT-Anwender/innen: www.eft-dach.org
- ✗ E.N.I. (EFT-Netzwerk International): www.eftnetzwerk.de
- ✗ www.therapeuten.de
- ✗ www.eft-kinder.de

Doris und Horst Benesch haben Websites eingerichtet und bringen einen monatlichen EFT-Newsletter heraus, wo Sie Allgemeines und Aktuelles zu EFT erfahren und Anregungen sowie Fallbeispiele zu vielen anderen physischen und emotionalen Problemen finden:

www.eft-benesch.de
www.eft-kinder.de
www.praxis-doris-benesch.de

Internationale Adressen:
www.animal-eft.org
www.eftuniverse.com

REGISTER